Ruchika Meel
Ricardo Gonçalves

Tempo para Terapia Fibrinolítica no Infarto Agudo do Miocárdio

Ruchika Meel
Ricardo Gonçalves

Tempo para Terapia Fibrinolítica no Infarto Agudo do Miocárdio

Uma experiência num único centro em Pretória, África do Sul

ScienciaScripts

Imprint

Any brand names and product names mentioned in this book are subject to trademark, brand or patent protection and are trademarks or registered trademarks of their respective holders. The use of brand names, product names, common names, trade names, product descriptions etc. even without a particular marking in this work is in no way to be construed to mean that such names may be regarded as unrestricted in respect of trademark and brand protection legislation and could thus be used by anyone.

Cover image: www.ingimage.com

This book is a translation from the original published under ISBN 978-3-659-85083-7.

Publisher:
Sciencia Scripts
is a trademark of
Dodo Books Indian Ocean Ltd. and OmniScriptum S.R.L publishing group

120 High Road, East Finchley, London, N2 9ED, United Kingdom
Str. Armeneasca 28/1, office 1, Chisinau MD-2012, Republic of Moldova, Europe
Printed at: see last page
ISBN: 978-620-3-57967-3

Copyright © Ruchika Meel, Ricardo Gonçalves
Copyright © 2024 Dodo Books Indian Ocean Ltd. and OmniScriptum S.R.L publishing group

Índice

Lista de símbolos e abreviaturas

Symbols

mV	Millivolt
min	Minutes
h	Hours

Abbreviations

ACC	American College of Cardiology
AED	Automated external defibrillator
CABG	Coronary artery bypass grafting
CCU	Coronary care unit
CPR	Cardio-pulmonary resuscitation
ECG	Electrocardiogram
EMS	Emergency medical services
ER	Emergency room
ESC	European Society of Cardiology
MI	Myocardial infarction
PCI	Percutaneous coronary intervention
PHF	Pre-hospital fibrinolysis
SBAH	Steve Biko Academic Hospital
STEMI	ST-segment elevation myocardial infarction
USA	United States of America

Resumo

Antecedentes

A terapia fibrinolítica é uma intervenção de tempo crítico que comprovadamente reduz a mortalidade e a morbilidade em doentes com enfarte do miocárdio com elevação do segmento ST (STEMI). Existem dados limitados na África do Sul relativamente ao tempo até à terapia fibrinolítica em doentes com STEMI e às razões para o atraso na terapia.

Objectivos

Este estudo teve como principal objetivo determinar a proporção de doentes com STEMI que recebem agentes fibrinolíticos no Steve Biko Academic Hospital (SBAH), identificar quaisquer atrasos na receção de agentes fibrinolíticos e descobrir as razões para esses atrasos. Em segundo lugar, foi calculado o número de vidas perdidas devido a esses atrasos.

Métodos

Este estudo prospetivo e observacional incluiu 100 pacientes consecutivos que se apresentaram com um STEMI no SBAH. Utilizando um questionário administrado pelo investigador, foram documentados os tempos desde o início dos sintomas até à receção da terapêutica fibrinolítica e as razões para os atrasos. O número de vidas perdidas foi então calculado.

Resultados

Apenas 37% dos doentes receberam terapia fibrinolítica e apenas 3% receberam a medicação no prazo de uma hora. A mediana do atraso total na receção da terapia fibrinolítica foi de 270 minutos (45-584). A mediana do tempo decorrido entre o início dos sintomas e o pedido de ajuda, entre o pedido de ajuda e a chegada ao hospital e entre a chegada ao hospital e a administração do agente fibrinolítico foi de 35 (5-1185), 55 (12,5-670) e 62,5 (16,5-282) minutos, respetivamente. Foram identificados numerosos atrasos em todas as fases, sendo os atrasos do doente e do transporte os mais significativos. Surpreendentemente, poderiam ter sido salvos mais 32 doentes/1000 tratados se fosse administrado um agente fibrinolítico no prazo de uma hora.

Conclusões

Este estudo destaca o importante problema da administração tardia ou não administração de terapia fibrinolítica num hospital terciário. Os problemas identificados contribuirão certamente para a implementação de uma rede robusta de gestão do STEMI na África do Sul, semelhante às existentes nos países desenvolvidos.

Capítulo 1 Introdução

O STEMI é mais frequentemente causado por uma oclusão total de uma artéria coronária epicárdica por um trombo.[1-3] Este processo é iniciado pela rutura de uma placa vulnerável, levando inicialmente à isquemia miocárdica e, se o fluxo não for restaurado rapidamente, à necrose irreversível do miocárdio.[1-3] Estes conceitos têm sido geralmente aceites desde os estudos de Falk, Davies e DeWood, que provaram que a trombose coronária oclusiva é responsável pelo enfarte agudo do miocárdio em mais de 90% dos casos. [1-3]

Esta construção fisiopatológica forma a base para a terapia de reperfusão, a fim de restaurar prontamente o fluxo para o vaso ocluído. A revascularização precoce, quer por intervenção coronária percutânea primária, quer por terapia fibrinolítica, continua a ser a pedra angular do tratamento do STEMI. Esta terapêutica é adicional à terapêutica anti-trombina, anti-plaquetária, estatina e anti-isquémica aplicada a todos os doentes que apresentam uma síndrome coronária aguda (incluindo síndromes coronárias agudas sem elevação do segmento ST).[4] Para além destas terapêuticas, o tratamento da remodelação ventricular, incluindo a inibição do sistema renina-angiotensina-aldosterona e o bloqueio beta, constituem importantes terapêuticas adjuvantes.[4]

O STEMI é um problema de saúde significativo nos países industrializados e está a tornar-se cada vez mais importante nos países em desenvolvimento, como a África do Sul.[5] Com base em estimativas do Registo Nacional de Enfarte do Miocárdio, calcula-se que ocorram 500 000 eventos de STEMI por ano nos Estados Unidos da América (EUA).[5] Nos EUA, tem-se registado um declínio constante da taxa de mortalidade por STEMI ao longo das últimas décadas. [5] Na África do Sul, o número de eventos anuais de STEMI é desconhecido.

O tratamento do STEMI deve sempre começar pela sua prevenção.[4] Foi demonstrado pelo estudo INTERHEART que nove factores de risco podem prever 90% do risco de enfarte do miocárdio.[6] Este estudo de caso-controlo incluiu 52 países e comparou 14820 controlos saudáveis com 15152 doentes que sofreram um primeiro enfarte do miocárdio. Os 6 factores de prognóstico negativos foram: uma relação apo B/apo A-I anormal, tabagismo, diabetes mellitus, hipertensão, obesidade abdominal e factores psicossociais desfavoráveis. Os 3 factores de proteção são: consumo diário de frutas e legumes, exercício físico regular e consumo moderado de álcool. Por conseguinte, a prevenção implica a identificação e a modificação dos factores de prognóstico negativos conhecidos e a manutenção de um estilo de vida saudável que incorpore os factores de proteção.[4]

Apesar dos esforços de prevenção, os eventos de STEMI continuarão a ocorrer. Os doentes em risco de STEMI devem ser informados sobre os sintomas típicos de STEMI e devem ser aconselhados a chamar uma ambulância em vez de serem transportados por amigos ou familiares.[4] Os sintomas de alerta incluem desconforto no peito com ou sem irradiação para os braços, costas, pescoço, mandíbula ou epigástrio (ou dor exclusivamente em qualquer um destes locais); falta de ar; fraqueza; suores; náuseas ou vómitos; e tonturas.[4] Se um doente tiver recebido anteriormente uma prescrição de nitratos sublinguais, recomenda-se a utilização de apenas uma dose. Se a dor não for aliviada de imediato, o doente deve chamar uma ambulância.[4] Após a ocorrência de um STEMI, a sobrevivência do doente depende de uma série de eventos interligados, conforme descrito na Figura 1. Os atrasos em qualquer ponto podem levar a um atraso no tratamento e a um resultado negativo para o doente. Os atrasos podem ser atribuídos, em termos gerais, a três categorias que se sobrepõem:

- factores do doente;

- serviços médicos de emergência (EMS) e factores de transporte;

- e factores intra-hospitalares.

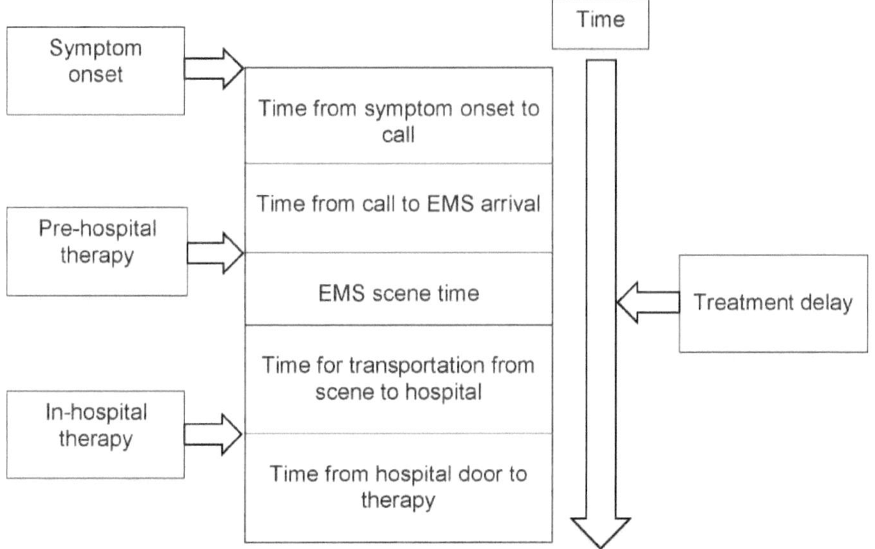

Figura 1 Série de eventos desde o início dos sintomas até o recebimento do tratamento para IAMCSST. EMS - Serviços Médicos de Emergência.

Infelizmente, um terço dos doentes que sofrem um STEMI morrerá nas 24 horas seguintes ao início da isquemia.[7] Muitos destes morrerão devido a morte cardíaca súbita, normalmente causada por arritmias ventriculares.[7] Além disso, muitos dos sobreviventes sofrerão uma morbilidade significativa (principalmente devido a hipoxia cerebral prolongada).[7] Estes eventos podem ser significativamente reduzidos se os doentes e as pessoas que se encontram nas proximidades reconhecerem os sintomas precocemente, chamarem uma ambulância e, assim, reduzirem o tempo necessário para o tratamento adequado.[4] As comunidades, e especialmente os familiares de indivíduos em risco, devem também receber formação para efetuar reanimação cardio-pulmonar (RCP) e ser capazes de utilizar desfibrilhadores automáticos externos (DEA), aumentando ainda mais as hipóteses de sobrevivência.[8]

O tratamento definitivo do IAMCSST baseia-se na restauração precoce do fluxo sanguíneo na artéria epicárdica ocluída. O tempo decorrido desde o início dos sintomas até à restauração do fluxo é o fator determinante mais importante dos resultados, independentemente de a reperfusão ser realizada por fibrinólise ou por intervenção coronária percutânea (ICP).[7-10] A estratégia de reperfusão ideal para o STEMI é a ICP primária, se realizada num centro experiente, no prazo de 90 minutos a partir da chegada ao hospital, ou da chegada do SME (tempo do primeiro contacto médico ao dispositivo inferior a 90 minutos).[4,50] A terapia fibrinolítica deve ser administrada como alternativa dentro de 30 minutos, se a ICP primária não estiver disponível, ou se o tempo de transporte exceder 60 minutos até ao centro mais próximo capaz de realizar ICP primária (as diretrizes actuais sugerem um tempo entre o primeiro contacto médico e o dispositivo inferior a 120 minutos).[4,50] Em indivíduos selecionados, pode ser indicada a cirurgia de revascularização miocárdica (CRM) de emergência ou urgente. No entanto, devido ao facto de a mortalidade ser elevada nos primeiros 3 a 7 dias após um enfarte do miocárdio (IM), é geralmente preferível adiar a cirurgia após um STEMI.[4]

Capítulo 2 Revisão da literatura

2.1 Terapia fibrinolítica e escolha da terapia de reperfusão

2.1.1 Tempo para terapia de reperfusão

O fator mais importante na escolha de uma terapêutica de reperfusão é o tempo desde o início dos sintomas até à reperfusão da artéria ocluída. O tempo entre o início dos sintomas e a terapia fibrinolítica é um preditor crítico do tamanho do enfarte do miocárdio e dos resultados dos doentes.[7,11] Ensaios clínicos aleatórios de terapia fibrinolítica demonstraram o benefício de iniciar a terapia fibrinolítica o mais cedo possível após o início da angina.[12,13] Este ponto foi destacado por Boersma e colegas que avaliaram a relação entre o atraso no tratamento e a mortalidade a curto prazo, utilizando dados de 22 ensaios.[7] Os resultados estão resumidos na figura 2, que reflecte a equação de regressão não linear,

$$f(x) = 19.4 - 0.6x + 29.3x^{-1} \hspace{3cm} (Eq.\ 1)$$

em que x é o atraso do tratamento em horas e $f(x)$ é o benefício absoluto por 1000 doentes tratados. Eles indicam que o benefício da terapia fibrinolítica foi de 65, 37, 26 e 29 vidas salvas por 1000 pacientes tratados nos intervalos de 0-1, 1-2, 2-3 e 3-6 horas, respetivamente.[7] Um enfarte do miocárdio pode ser abortado e a mortalidade reduzida drasticamente se a terapêutica fibrinolítica for administrada nas primeiras 2 horas, e particularmente na primeira hora.[12,13] Estima-se que cada minuto de atraso na administração da terapia fibrinolítica resulte na perda de 11 dias de vida para o paciente, e resulte em aumento da morbidade e dos custos a longo prazo.[14,15] Os agentes fibrinolíticos tornam-se menos eficazes com o passar do tempo.[16] A redução da morbidade resulta do facto de a terapêutica fibrinolítica precoce (dentro de 2 horas) se correlacionar com um menor tamanho do enfarte e uma melhor fração de ejeção.[17] Assim, o tratamento precoce está associado a uma redução da morbidade por insuficiência cardíaca.

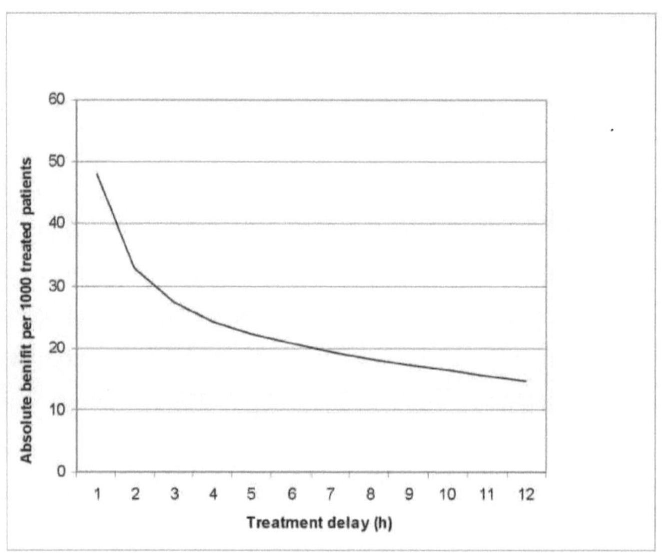

Figura 2 Redução absoluta da mortalidade aos 35 dias versus atraso no tratamento.

Com base nestes argumentos, as diretrizes do American College of Cardiology (ACC) sugerem que seja oferecida uma ICP a doentes com sintomas que se iniciaram mais de 3 horas antes da apresentação.[4] No entanto, se as instalações de ICP não estiverem disponíveis, então a terapia fibrinolítica pode ser administrada entre 3 e 12 horas após o início dos sintomas, com base na observação de que mesmo a terapia atrasada até 12 horas diminui a mortalidade.[13,18-20]

Idealmente, a terapêutica fibrinolítica deve ser iniciada no local do acidente por um paramédico ou médico qualificado quando o doente não consegue chegar ao hospital no prazo de 60 minutos.[21] Este conceito foi comprovado no estudo European Myocardial Infarction Project.[22] Este estudo randomizou 5469 doentes durante as primeiras 6 horas de enfarte do miocárdio, comparando a fibrinólise pré-hospitalar (PHF) com a fibrinólise intra-hospitalar. A FH ganhou 55 minutos e foi acompanhada por uma redução significativa da mortalidade cardíaca no momento da alta (8,3% vs. 9,8%). Uma meta-análise efectuada por Morrison, com base em 6 estudos aleatórios que incluíram um total de 6 434 pacientes, confirmou que a FH ganhava cerca de 1 hora e estava associada a uma redução de 17% do risco relativo de mortalidade em comparação com o tratamento hospitalar.[23]

Um importante estudo realizado por Bjorklund e colegas na Suécia, baseado no Registo Sueco de Cuidados Intensivos Cardíacos, foi publicado em 2006.[24] Incluiu uma população do mundo real de doentes admitidos em unidades de cuidados coronários na Suécia entre 2001 e 2004 com enfarte do miocárdio com elevação do segmento ST, nos quais o PHF foi administrado por paramédicos. O tempo médio desde o início dos sintomas até ao tratamento foi substancialmente mais curto para o grupo do PHF em comparação com o grupo da fibrinólise intra-hospitalar (113 min vs. 165 min). Este facto traduziu-se numa menor mortalidade a um ano de 7,2 vs. 11,8% para o grupo PHF e fibrinólise intra-hospitalar, respetivamente, mesmo após ajustamento para caraterísticas basais e angioplastia de resgate. Este estudo não só reforçou a eficácia da FPS como também a sua praticabilidade. É, portanto, crucial que a administração pré-hospitalar de terapia fibrinolítica seja promovida.

Na África do Sul, existem poucos dados sobre o tempo necessário para a administração de terapia fibrinolítica (pré-hospitalar ou intra-hospitalar). As observações sugerem que a FPS ainda é realizada com pouca frequência na África do Sul.[25] As razões podem incluir: poucos paramédicos têm formação na administração de fibrinolíticos; não existem instalações para a interpretação rápida do ECG; poucos médicos estão disponíveis a bordo das ambulâncias; e o receio de acontecimentos adversos.[25] Por conseguinte, esta terapêutica é geralmente administrada nas unidades de cuidados coronários (UCC) e nos serviços de urgência (SU).[25] Esta abordagem conduz a atrasos significativos no tratamento, especialmente nas zonas rurais.[25]

Um estudo não publicado efectuado por Naidoo R, apresenta uma experiência limitada de fibrinólise pré-hospitalar em Durban e áreas circundantes.[51] Este estudo observacional incluiu 98 doentes com STEMI, 82,7% dos quais indianos do sexo masculino (idade média de 57,7 anos), admitidos em 20 hospitais, entre agosto e dezembro de 2006 (120 foram rastreados, mas 22 foram excluídos devido a morte precoce). Vinte doentes que receberam FPS (por um profissional de cuidados de emergência) foram comparados com uma coorte histórica de 78 doentes que receberam fibrinólise intra-hospitalar (por um médico). A utilização global de uma ambulância foi de apenas 12,2%. Nenhum dos doentes do grupo PHF recebeu fibrinolíticos no prazo de 2 horas. Nos grupos de 2-4, 4-6 e > 6 horas, 35%, 60% e

5%, respetivamente, receberam um agente fibrinolítico. Na coorte intra-hospitalar, os grupos <2, 2-4, 4-6, 6-12 e > 12 horas, receberam fibrinólise 9%, 20,5%, 24,4%, 23,1% e 23,1%, respetivamente. A mediana do tempo sintoma-agulha foi de 280 minutos (145-400) para a coorte de PHF e 388 minutos (45-1785) para a coorte hospitalar.

No que diz respeito à administração hospitalar de terapêutica fibrinolítica, existe um artigo publicado num contexto de SU.[52] Este estudo refere-se ao tempo porta-fibrinolítico no SU de 3 hospitais da Cidade do Cabo, realizado por Maharaj et al. Foi efectuada uma auditoria retrospetiva dos doentes que receberam efetivamente terapêutica fibrinolítica para STEMI no SU, de janeiro de 2008 a julho de 2010. Foram excluídos os doentes que já tinham recebido terapêutica fibrinolítica e os que tinham dados incompletos. Apesar de terem sido identificados 372 doentes, apenas 161 foram incluídos no estudo. O tempo porta-ECG inferior a 10 minutos foi alcançado em 41,2% dos doentes, com um tempo porta-agulha inferior a 30 minutos em apenas 20,5% dos doentes. A mediana do tempo porta-agulha foi prolongada em 54 minutos (13-533). Em 43,5% dos casos, foram identificados os motivos dos atrasos. Estes incluíram: Procura de aconselhamento de um colega sénior (28,6%); dificuldade na interpretação do ECG (18,6%); atraso no diagnóstico devido a apresentações atípicas (12,9%); reanimação cardiopulmonar por paragem cardíaca antes de iniciar a terapêutica fibrinolítica (11,4%); controlo da hipertensão arterial antes da fibrinólise (7.1%), doentes que se apresentam durante uma mudança de turno e não são atendidos (7,1%), falta de disponibilidade de fibrinolíticos no SU (4,3%); e, atrasos na espera por um RXC e enzimas cardíacas, falha de equipamento e falta de camas de cuidados intensivos, que, cumulativamente, são responsáveis pelo restante. É importante referir que a mediana do tempo "dor-chegada" foi de 192,5 minutos (10 - 765). Isto implica que o doente médio recebeu um agente fibrinolítico 3,2 horas após o início dos seus sintomas. Este estudo não identifica todos os doentes elegíveis com STEMI que poderiam ter beneficiado de um agente fibrinolítico (39,5% dos doentes foram excluídos devido a documentação incompleta ou ausente). Além disso, não quantifica os atrasos pré-hospitalares e as razões para esses atrasos.

Deve ser administrado um agente fibrinolítico no prazo de 30 minutos após a chegada ao hospital, caso não tenha sido administrado no pré-hospitalar. O início da terapêutica não deve ser retardado pela espera dos resultados dos biomarcadores cardíacos e de outras análises ao sangue ou de exames imagiológicos, como uma radiografia do tórax, a menos que seja considerado outro diagnóstico (por exemplo, dissecção da aorta). Esta decisão deve basear-se em critérios clínicos e de ECG.[4] É importante excluir primeiro as contra-indicações para a terapêutica fibrinolítica, antes da administração de agentes fibrinolíticos. A presença de sintomas compatíveis com IAMCST, presentes há menos de 12 horas, e elevação do segmento ST de 0,1mV em duas derivações adjacentes ou novo (ou presumivelmente novo) bloqueio do ramo esquerdo, deve levar à administração de agentes fibrinolíticos.[4]

Um ecocardiograma à beira do leito é um complemento extremamente útil para estabelecer a anormalidade regional do movimento da parede, especialmente na presença de um BCRE, estimulação ou se houver suspeita de um IAMCST posterior no ECG. A terapia fibrinolítica pode ainda ser benéfica entre 12 e 24 horas se o paciente tiver sintomas contínuos, elevação de ST e ondas R preservadas nas derivações envolvidas.[4] O agente fibrinolítico deve ser administrado no departamento de emergência se a transferência para a unidade de cuidados coronários causar um atraso. Deve ser iniciado por qualquer profissional de saúde treinado no contexto clínico correto e não deve haver atraso na procura de uma consulta de cardiologia, a menos que haja dúvidas quanto ao diagnóstico ou exista uma contraindicação para a terapia fibrinolítica.

A obtenção de patência da artéria é menos dependente do tempo até à ICP primária desde o início dos sintomas.[26,27] No entanto, o tempo decorrido desde o início dos sintomas até à insuflação do balão está significativamente correlacionado com a mortalidade num ano.[28] Por cada 30 minutos de atraso na realização de uma ICP primária, a mortalidade aumenta em 7,5%.[10] Apesar de ter sido demonstrada superioridade da ICP primária em relação à terapia fibrinolítica, os próprios ensaios devem ser questionados. Os problemas com os ensaios incluem, viés de inclusão, atrasos prolongados no hospital antes de iniciar a fibrinólise, comparação da estreptoquinase com a ICP em oposição aos agentes específicos da fibrina e tempos de porta-balão excecionalmente rápidos durante os ensaios clínicos.[21] Com base em dados de registo nos EUA, menos de 5% dos doentes com STEMI atingiram tempos de porta-balão inferiores a 90 minutos.[29] Além disso, os benefícios da ICP sobre os agentes específicos de fibrina desaparecem se a ICP for atrasada mais de 69 minutos.[29] Quando analisado o end point composto de morte, IAM recorrente não fatal e AVC, a maior parte do benefício obtido é devido à redução da taxa de IAM recorrente não fatal.[11] Este end-point é influenciado pela terapêutica adjuvante e pelo número de doentes referenciados para ICP após fibrinólise falhada ou isquémia miocárdica recorrente após terapêutica fibrinolítica bem sucedida.

2.1.2 Risco de mortalidade

O risco de mortalidade dos pacientes com IAMCSST também deve ser considerado na decisão da estratégia de reperfusão. Quanto maior a mortalidade estimada, mais a estratégia de ICP primária deve ser favorecida.[4] Essa mortalidade estimada pode ser obtida por meio de escores de risco publicados. Os mais bem validados são os escores de risco TIMI e CADILLAC.[30, 31] A ICP deve ser considerada, em particular, quando o paciente se apresenta em choque cardiogénico e com uma classe Killip de 3 ou mais, independentemente do seu score de risco.[4] Se o diagnóstico de IAMCST for duvidoso, a abordagem por ICP também é favorecida, devido à capacidade de diagnosticar a oclusão da artéria coronária durante a angiografia, evitando assim tratamentos desnecessários e potencialmente prejudiciais.

2.1.3 Riscos da terapia fibrinolítica

É claramente importante estabelecer as contra-indicações para a terapêutica fibrinolítica, como o risco elevado de hemorragia, o risco de reacções alérgicas (com estreptoquinase) e outras. A terapêutica fibrinolítica está associada a um risco acrescido de hemorragia, estimado em 0,7% para a hemorragia não cerebral e em 0,4% para a hemorragia intracraniana.[12] A hemorragia cerebral tem um mau prognóstico, sendo que metade dos casos é fatal e um quarto provoca um acidente vascular cerebral com sequelas moderadas a graves.[12] Os preditores independentes de hemorragia intracraniana após fibrinólise incluem: idade > 75 anos, raça negra, sexo feminino, história prévia de AVC, peso < 65 kg para as mulheres e < 80 kg para os homens, pressão arterial sistólica $\geq$ 160 mmHg, um rácio normalizado internacional (INR) > 4 e utilização de alteplase (ou agentes mais recentes) em vez de estreptoquinase.[32] Em geral, quanto maior o risco de hemorragia, mais fortemente a ICP deve ser considerada como a estratégia de reperfusão de escolha. No entanto, é preciso lembrar que esses pacientes ainda precisarão de agentes antitrombínicos e antiplaquetários após a ICP. Estes agentes estão associados a um risco acrescido de hemorragia. Se a ICP não estiver disponível, então o benefício da terapia fibrinolítica deve ser pesado contra os riscos potenciais na tomada de decisão.[4]

Neste contexto, importa recordar que o benefício da fibrinólise é significativo, independentemente da idade (pelo menos abaixo dos 75 anos), do sexo, da pressão arterial, da frequência cardíaca, da presença ou ausência de antecedentes de enfarte do miocárdio ou de diabetes.[12] O benefício absoluto da fibrinólise é ainda maior nos doentes de alto risco.[12] Isto aplica-se a doentes com bloqueio do ramo esquerdo, enfarte do miocárdio anterior, doentes com idades compreendidas entre os 65 e os 74 anos, pressão arterial sistólica < 100 mmHg, frequência cardíaca > 100/min e presença de diabetes.[12]

2.1.4 Tempo de transporte

O tempo necessário para transportar um doente para uma unidade de ICP é outro fator importante. Na África do Sul, apenas alguns centros públicos terciários e hospitais privados selecionados, todos em áreas urbanas, têm capacidade para realizar ICP primária. Por esta razão, os tempos de transporte são frequentemente prolongados, reduzindo assim o benefício da ICP primária. Isto faz com que a terapia fibrinolítica pré-hospitalar seja a terapia ideal para a maioria dos doentes na África do Sul que se apresentam com STEMI. Infelizmente, continua a ser uma terapia subutilizada.[25]

2.1.5 Custos e recursos

O custo e os recursos disponíveis são considerações importantes na África do Sul. A ICP primária requer recursos significativos em termos de competências do operador, disponibilidade de pessoal e equipamento. Também é mais dispendiosa do que a administração de terapia fibrinolítica. A terapia fibrinolítica é administrada por via intravenosa e requer menos formação para a sua utilização correta. É fundamental que a estratégia escolhida para cada paciente seja executada o mais rapidamente possível, dentro das limitações de recursos.

2.1.6 Agente fibrinolítico específico administrado

Todos os agentes fibrinolíticos disponíveis demonstraram uma diminuição da mortalidade em doentes tratados durante as primeiras doze horas após o enfarte do miocárdio em ensaios aleatórios.[13,18-20] A estreptoquinase está potencialmente associada a reacções alérgicas graves, ao contrário dos outros agentes. No entanto, a alteplase é superior à estreptoquinase quando administrada como infusão acelerada adaptada ao peso corporal, em comparação com a estreptoquinase ou a combinação de alteplase e estreptoquinase em dose baixa.[33] No estudo GUSTO, diminuiu a mortalidade aos 30 dias (6,3% vs. 7,3%) e a incidência combinada de morte ou AVC incapacitante (6,9% vs. 7,8%).[33] Por conseguinte, embora aumente o risco de AVC hemorrágico (0,72% vs. 0,54%), o benefício líquido do alteplase em comparação com a estreptoquinase é de 9 vidas salvas sem AVC incapacitante por cada 1000 doentes tratados.

Os fibrinolíticos mais recentes, administrados em bolus intravenoso simples ou duplo, foram posteriormente comparados com o alteplase. A reteplase, a tenecteplase e a lanoteplase foram comparadas com a alteplase nos estudos GUSTO III, ASSENT 2 e InTIME II, respetivamente.[34-36] Todos eles tiveram desfechos de eficácia semelhantes. A reteplase e a tenecteplase tiveram perfis de efeitos secundários semelhantes, mas a lanoteplase resultou num excesso de hemorragia cerebral, possivelmente relacionada com a heparinização em doses excessivamente elevadas.

2.1.7 ICP para pacientes que recebem terapia fibrinolítica

Nos doentes que recebem terapêutica fibrinolítica, a ICP deve ser realizada nos doentes com choque cardiogénico, arritmias ventriculares graves ou insuficiência cardíaca aguda grave; falha de reperfusão ou reoclusão; e em doentes estáveis 3 a 24 horas após uma fibrinólise bem sucedida.[50] A razão de ser da angiografia de rotina após uma fibrinólise bem sucedida é que, embora a patência relacionada com o enfarte seja restaurada em cerca de 80% dos doentes com alteplase (e fibrinolíticos mais recentes), apenas 50 a 60% das artérias têm normalização do fluxo sanguíneo, conforme avaliado pelo grau de fluxo TIMI na angiografia.[37] O ensaio TRANSFER AMI e o registo FAST-MI sugerem que a ICP adjuvante após fibrinólise é razoável quando um doente recebe terapia fibrinolítica precoce num centro sem capacidade de ICP, e no qual se espera um atraso superior a 3 a 4 horas para a ICP primária.[38,39]

2.2 Atrasos na fibrinólise e razões para os atrasos

Em muitos outros países, foram publicados estudos sobre a fibrinólise retardada e as razões para o atraso na terapêutica.[40-45] Os estudos selecionados serão brevemente analisados.

Num artigo de 1999, Birkhead investigou as tendências na prestação de tratamento fibrinolítico entre 1993 e 1997 em 15 hospitais do Reino Unido.[40] A principal conclusão foi que os doentes que receberam tratamento fibrinolítico nos 90 minutos seguintes ao pedido de ajuda aumentaram de 28,2% para 39,1% durante o período do estudo. No entanto, menos doentes pediram ajuda no prazo de 30 minutos após o início dos sintomas (42,6% para 36,0%). Também se registou um aumento de 18,9% na utilização de serviços de emergência médica por parte dos doentes. A mediana do tempo decorrido entre a chegada e o tratamento nos serviços de urgência (ED) diminuiu de 53 para 36 minutos e a dos doentes tratados em unidades de cuidados cardíacos (após avaliação nos ED) diminuiu de 63 para 54 minutos.

Em 2005, um artigo de Doyle e colegas relatou a apresentação e o tratamento de síndromes coronárias agudas na Irlanda durante um período de nove anos.[41] O estudo comparou um inquérito de 1994 com dados de 2003. A principal conclusão foi que o tempo médio de chegada ao hospital para administração de fibrinolíticos foi reduzido em 41% desde 1994 (76 para 45 minutos). Em 2003, os fibrinolíticos foram administrados com maior frequência no Serviço de Urgência (48% vs. 2%), resultando numa administração mais rápida do que na unidade de cuidados cardíacos (35 min vs. 60 min). No entanto, menos casos confirmados de IAM receberam fibrinólise em 2003 (43% vs. 58%). O atraso do doente foi a causa mais importante para o atraso da terapêutica.

Davies e colegas publicaram em 2004 dados de todo o Canadá relativos ao tempo de tratamento fibrinolítico no enfarte agudo do miocárdio.[42] Utilizando dados da base de dados FASTRAK II, foram estudados os intervalos de tempo em 11.574 doentes tratados com terapêutica fibrinolítica em 106 instituições do Canadá entre 1998 e 2000. Apenas 6,3% dos pacientes receberam terapia fibrinolítica dentro de 1 hora do início dos sintomas e o tempo médio entre o início dos sintomas e a chegada ao hospital foi de 162 minutos (2,7 horas). Após a chegada ao hospital, o tempo de chegada para a aquisição do ECG foi de 14 minutos, o tempo entre o ECG e a decisão de tratamento foi de 29,7 minutos e o tempo entre a decisão de tratamento e a administração da terapia fibrinolítica foi de 11 minutos. Em média, foram necessários 69 minutos desde a chegada ao hospital até à administração da terapêutica fibrinolítica. Estes atrasos foram considerados inaceitáveis e não estavam de acordo com as recomendações da altura.

Hirvonen e colegas publicaram a sua experiência na Finlândia em 1998.[43] O seu estudo abrangeu um período de 3 meses em 1995 em doentes com enfarte agudo do miocárdio que receberam terapêutica fibrinolítica. O intervalo médio entre o início dos sintomas e o início da terapia fibrinolítica foi de 160 minutos (30-647). Apenas 13% dos pacientes receberam um fibrinolítico em 60 minutos e 38% em 120 minutos. A mediana do tempo entre o início dos sintomas e o pedido de ajuda foi de 60 minutos (5-491). A mediana do intervalo entre o pedido de ajuda e a chegada ao hospital foi de 40 minutos (10-170). A mediana da demora intra-hospitalar entre a chegada e a receção de um fibrinolítico foi de 40 minutos (12-196). A dificuldade na tomada de decisão pelo médico de emergência foi encontrada em 33% dos casos. Em resumo, apenas 38% dos doentes receberam fibrinólise nas 2 horas seguintes ao início dos sintomas.

O Registo Nacional de Enfarte do Miocárdio (NRMI) forneceu a maior base de dados nos Estados Unidos.[44] Este registo recolheu dados relativos à terapêutica de reperfusão e ao seu timing entre os doentes com STEMI de 1990 a 2006. A proporção de pacientes que receberam terapia fibrinolítica diminuiu de 52,5% para 27,6% durante este período. Por outro lado, a proporção de pacientes submetidos à ICP primária aumentou de 2,6% para 43,2%. Entre os doentes que receberam terapêutica fibrinolítica, a mediana do tempo porta-agulha diminuiu de 59 minutos para 29 minutos. Este facto foi acompanhado por uma diminuição da mortalidade de 7,0% para 6,0%. Entre os pacientes submetidos a ICP primária, o tempo porta-balão, entre os pacientes não transferidos de outro hospital, diminuiu de 111 minutos para

79 minutos. Novamente houve uma diminuição da mortalidade, de 8,6% para 3,1%.

O Global Registry of Acute Coronary Events (GRACE) forneceu a melhor perspetiva internacional até à data no que diz respeito à prestação de terapêutica de reperfusão.[45] Esta análise incluiu 10 954 doentes de hospitais selecionados na Europa, América do Sul, Oceânia e América do Norte, com STEMI ou novo bloqueio do ramo esquerdo, que se apresentaram nas 12 horas seguintes ao início dos sintomas. O estudo abrange o período de abril de 1999 a junho de 2006. É muito preocupante o facto de um terço dos doentes potencialmente elegíveis não ter recebido qualquer terapêutica de reperfusão. Além disso, mais de 40% dos pacientes que receberam uma estratégia de reperfusão ainda a receberam fora do prazo recomendado. O estudo mostrou que a ICP primária é agora utilizada com mais frequência do que os fibrinolíticos nestas regiões. O uso de ICP primária aumentou de 15 para 44%, enquanto o uso de terapia fibrinolítica diminuiu de 41 para 16%. O tempo mediano desde o início dos sintomas até à receção da fibrinólise diminuiu significativamente de 180 minutos para 158 minutos (22 minutos), embora o mesmo não se possa dizer da ICP primária (redução do tempo mediano de apenas 7 minutos). O intervalo de tempo (intervalo de confiança de 95%) desde o início dos sintomas até à fibrinólise em 2006 foi de 105 a 258 minutos. O período pré-hospitalar foi responsável pelo maior atraso (tempo médio de 133 minutos em 2006). A mortalidade hospitalar diminuiu de 6,9 para 5,4%. Em 2006, o tempo porta-agulha para os doentes que receberam fibrinólise foi superior a 30 minutos em 52% dos casos e para os que foram submetidos a ICP primária, 42% tiveram tempos porta-balão superiores a 90 minutos. Este estudo resume os dados internacionais no que diz respeito ao tempo de terapia de reperfusão e destaca o facto de serem necessárias mais medidas para melhorar a terapia de reperfusão atempada.

Todos estes estudos revelam que existem frequentemente atrasos significativos na aplicação de qualquer estratégia de reperfusão a doentes com STEMI em todo o mundo. Estes atrasos são extremamente variáveis de estudo para estudo. As razões para estes atrasos são multifactoriais.

O maior atraso na terapêutica é atribuído a um atraso do doente na procura de cuidados médicos. Em diferentes registos de doentes com enfarte agudo do miocárdio, o tempo entre o início dos sintomas e a apresentação hospitalar foi ≥ 4 horas em 50%, > 6 horas em 40% e > 12 horas em mais de 31%.[46-48] Este atraso deve-se a múltiplos factores, incluindo: um reconhecimento tardio da importância dos sintomas; a expetativa de uma apresentação dramática; a atribuição dos sintomas a outra doença; a falta de sensibilização para a urgência do tratamento e para a necessidade de chamar uma ambulância; a perceção individual de que se está em baixo risco; e a falta de um plano de ação caso ocorra um enfarte do miocárdio e a perceção de que os sintomas não são graves e desapareceriam espontaneamente, entre outros factores.[4] Este atraso é maior em certos grupos, incluindo mulheres, doentes idosos, pessoas pobres, grupos étnicos minoritários e naqueles com sintomas que começam entre as 18 horas e as 6 horas da manhã.[46-48]

O atraso seguinte ocorre quando os doentes pedem ajuda. Erroneamente, os doentes telefonam a um familiar ou amigo para pedir conselhos, consultam o seu médico de clínica geral ou dirigem-se ao hospital. Aqueles que chamam corretamente uma ambulância podem sofrer atrasos na chegada da ambulância ou atrasos na chegada ao hospital. Em muitos países, são poucos os doentes a quem são administrados fibrinolíticos no local do acidente.[4]

Quando chegam ao hospital, há uma série de factores intra-hospitalares que atrasam ainda mais o tempo de administração da terapêutica fibrinolítica. Estes incluem: atraso no registo e triagem dos doentes; atraso na obtenção de uma cama no serviço de urgência; atraso na avaliação inicial do doente, incluindo a obtenção e interpretação do eletrocardiograma; atraso na preparação ou disponibilidade de medicamentos ou no pedido de uma consulta.[4]

Capítulo 3 Questões de investigação

Este estudo foi realizado devido à observação de que os doentes com STEMI estavam a receber terapia fibrinolítica tardia no SBAH e que, em geral, havia uma fraca adesão às diretrizes publicadas relativamente à administração de terapia fibrinolítica. O atraso na terapia, por sua vez, parece resultar em alta morbidade e mortalidade, aumento dos custos, prolongamento da permanência hospitalar e maior utilização de recursos de saúde a longo prazo.

Após uma revisão da literatura, ficou claro que os atrasos na administração da terapia fibrinolítica ocorrem em todo o mundo. O tempo ideal desde o início dos sintomas até à administração da terapêutica fibrinolítica era de uma hora, mas se tal não fosse possível, então 12 horas era o limite máximo a partir do qual se poderia obter benefícios. As razões para os atrasos foram descritas anteriormente e caracterizadas, em termos gerais, como atrasos dos doentes (mais comuns), atrasos dos serviços de emergência médica ou de transporte e atrasos intra-hospitalares. Não se sabia qual a proporção de doentes candidatos a tratamento fibrinolítico que estavam a receber tratamento e onde estavam a ocorrer os atrasos no contexto do SBAH. Também não se sabia porque é que estes atrasos estavam a ocorrer. Além disso, não se sabia como é que estes atrasos se traduziam numa perda de benefícios para os doentes.

Por conseguinte, foram propostas as seguintes questões de investigação:

1.   Quais são as proporções de doentes que se apresentam no SBAH com STEMI e que recebem efetivamente agentes fibrinolíticos?

2.   Qual é o tempo total de atraso desde o início dos sintomas até à receção da terapêutica fibrinolítica nos doentes com EAMCST que se apresentam no SBAH e quais são os componentes desses atrasos?

3.   Por que razão houve atrasos no início do tratamento no que diz respeito a factores do doente, factores dos serviços de emergência médica e factores intra-hospitalares?

4. Qual é o impacto dos atrasos em termos de perda de benefícios potenciais (número de vidas salvas por mil doentes tratados) que poderiam ter sido obtidos com a administração precoce de fibrinolíticos?

Capítulo 4 Materiais e métodos

4.1 Esboço

O estudo foi realizado no SBAH, que é um hospital terciário com 940 camas (incluindo a unidade de oncologia), 53 camas de UCI e 21 camas de cuidados intensivos. O hospital atende principalmente pacientes encaminhados de outros hospitais, embora também aceite diretamente pacientes gravemente doentes (incluindo aqueles com dor torácica). Na altura do estudo, o departamento de cardiologia dispunha de uma unidade de cuidados coronários com 7 camas e de uma enfermaria dedicada. Era servido por um cardiologista a tempo inteiro, dois bolseiros de cardiologia e três médicos internos. O departamento não tinha capacidade para efetuar ICP primária de forma rotineira. Por conseguinte, a terapia fibrinolítica constituía a modalidade de revascularização primária para o STEMI.

O estudo foi prospetivo e observacional, realizado durante um período de catorze meses, entre agosto de 2008 e novembro de 2009. Foi selecionada uma amostra conveniente e consecutiva de 100 doentes. Todos os doentes com EAMCST foram incluídos, desde que fossem elegíveis para terapêutica fibrinolítica e dessem o seu consentimento. Os dados demográficos, o tempo de início da terapêutica fibrinolítica e os motivos de atraso na terapêutica foram registados numa folha de recolha de dados (incluída em anexo). Os dados foram posteriormente analisados e os resultados são apresentados de seguida.

Os objectivos do estudo foram:

• Recolher os dados necessários para determinar a proporção de doentes com enfarte do miocárdio com supradesnivelamento do segmento ST que se apresentam no SBAH e que receberam terapêutica fibrinolítica; o atraso total do tratamento e os componentes dos atrasos; e as razões para os atrasos.

• Analisar os dados usando estatística descritiva e calcular a perda de benefício da terapia fibrinolítica tardia.

• Avaliar o cumprimento das diretrizes internacionais no que diz respeito à administração atempada de fibrinolíticos.

• Por fim, criar propostas para melhorar a administração da terapia fibrinolítica tendo em conta os resultados deste estudo.

4.2 Ética

A aprovação ética foi concedida pelo Comité de Ética da Faculdade de Ciências da Saúde da Universidade de Pretória. Foi obtido o consentimento escrito e informado de todos os doentes. O formulário de consentimento está incluído no anexo. O investigador principal, juntamente com uma irmã sénior da equipa, que é fluente nas línguas comuns faladas localmente, obteve o consentimento. Se o doente não pudesse assinar o consentimento, era obtido um consentimento verbal e informado. O consentimento foi obtido do familiar mais próximo (parente de primeiro grau ou cônjuge) se o paciente não pudesse comunicar. O anonimato total do doente foi mantido durante todo o estudo. A participação no estudo foi voluntária e não comprometeu ou alterou de forma alguma os cuidados prestados ao doente.

4.3 Seleção de doentes

4.3.1 Critérios de inclusão

Todos os pacientes admitidos no SBAH com diagnóstico de IAMCST agudo foram considerados candidatos ao estudo. Este diagnóstico foi baseado na definição universal de infarto agudo do miocárdio.[49] Todos os doentes apresentavam necrose miocárdica definida por uma subida ou descida de biomarcadores cardíacos (troponina I), com pelo menos um valor acima do percentil 99th do limite superior de referência, e um quadro clínico consistente com isquémia miocárdica definido por pelo menos um dos seguintes:

*   Sintomas de isquemia

*   Alterações no eletrocardiograma (ECG) indicativas de nova isquemia (nova elevação do segmento ST ou novo bloqueio do ramo esquerdo)

*   Desenvolvimento de ondas Q patológicas no ECG.

A evidência imagiológica de nova perda de miocárdio viável ou nova anomalia regional de movimento da parede, embora incluída na definição, não foi realizada neste estudo devido à disponibilidade limitada de modalidades de imagem apropriadas, especialmente fora de horas.

De acordo com a recente definição, a elevação de ST é definida como uma nova elevação de ST no ponto J em duas derivações contíguas com pontos de corte de ≥ 0,2 mV em homens ou ≥ 0,15 mV em mulheres em V2 e V3 e/ou ≥ 0,1 mV em outras derivações.[49] No entanto, esta definição contradiz as orientações relativas à administração de terapia fibrinolítica e, por esse motivo, foi seguida a definição da diretriz ACC STEMI, ou seja, elevação do segmento ST de 1 mm em duas derivações contíguas.[4] Todas as avaliações ECG de STEMI foram confirmadas pelo investigador. Foi utilizada uma máquina de ECG Hewlett Packard, calibrada para 1 mV e uma velocidade de papel de 25 mm/s, utilizando a colocação de derivações padrão para um ECG efectuado no SU ou na UCC do SBAH.

Os doentes com EAMCST que se apresentaram mais de 12 horas após o início dos sintomas foram incluídos no estudo para avaliar os motivos do atraso na apresentação. Estes doentes, embora não fossem candidatos a terapêutica fibrinolítica na altura da apresentação, teriam sido candidatos a terapêutica fibrinolítica se tivessem chegado dentro de 12 horas. Para além disso, um subgrupo de doentes com sintomas gaguejantes ou com hora de início dos sintomas desconhecida, com elevação do segmento ST, ondas R preservadas e angina na altura da avaliação, seriam ainda potencialmente candidatos a tratamento fibrinolítico.

4.3.2 Critérios de exclusão

Foram excluídos os doentes que não cumpriam a definição de STEMI. Todos os doentes deram o seu consentimento para a participação no estudo (embora os que se recusaram a participar tivessem sido excluídos). Finalmente, foram excluídos do estudo os doentes com contra-indicações para terapêutica fibrinolítica de acordo com o médico assistente, ou aqueles em que a ICP primária foi indicada e efectuada. A angioplastia é preferível em doentes cujo diagnóstico de EAMCST não é claro, em doentes hemodinamicamente comprometidos e naqueles com contra-indicações para terapêutica fibrinolítica.

As contra-indicações à terapia fibrinolítica estão resumidas nas diretrizes do ACC.[1] Elas incluem contra-indicações absolutas e relativas. As indicações relativas exigem que o médico use seu próprio critério para avaliar os riscos versus os benefícios da terapia fibrinolítica para o paciente individual. Se o risco for proibitivo, a ICP seria a escolha preferida para revascularização. As contra-indicações absolutas incluem qualquer condição que coloque o paciente em risco significativo de morte devido a complicações hemorrágicas, tais como

- Qualquer hemorragia intracraniana anterior

- Lesão vascular cerebral estrutural conhecida (por exemplo, malformação arteriovenosa)

- Neoplasia intracraniana maligna conhecida (primária ou metastática)

- Acidente vascular cerebral isquémico no prazo de 3 meses (exceto acidente vascular cerebral isquémico agudo no prazo de 3 horas)

- Suspeita de dissecção da aorta

- Hemorragia ativa ou diátese hemorrágica (excluindo a menstruação)

- Traumatismo craniano ou facial fechado significativo nos últimos 3 meses

As contra-indicações relativas incluem:

- História de hipertensão crónica, grave e mal controlada

- Hipertensão grave não controlada à data de apresentação (PAS superior a 180 mm Hg ou PAD superior a 110 mm Hg)

- História de AVC isquémico anterior superior a 3 meses, demência ou patologia intracraniana conhecida não abrangida nas contra-indicações

- RCP traumática ou prolongada (mais de 10 minutos) ou cirurgia de grande porte (menos de 3 semanas)

- Hemorragia interna recente (nas 2-4 semanas seguintes)

- Punções vasculares não compressíveis

- Para estreptoquinase/anistreplase, qualquer exposição prévia (há mais de 5 dias) ou reação alérgica prévia a estes agentes

- Gravidez

- Úlcera péptica ativa

- Utilização atual de anticoagulantes (especialmente aqueles com valores INR mais elevados)

O que não foi abordado neste estudo é se a terapia fibrinolítica alcançou a restauração do fluxo e se os pacientes necessitaram de ICP de resgate. Também não foi avaliada a duração da patência da artéria e a possível necessidade de terapia fibrinolítica repetida para vasos reocluídos. As principais razões para estas omissões foram o facto de, na altura, a ICP não ser uma opção para estes doentes.

4.4 Medições

Foram contados os números de pacientes que se apresentaram ao SBAH com IAMCST, candidatos a terapia fibrinolítica e que receberam o tratamento. O tempo total de atraso entre o início dos sintomas e a administração da terapia fibrinolítica foi determinado em minutos e expresso como mediana. Considerou-se que houve atraso se decorreram mais de 60 minutos entre o início dos sintomas e o início da terapêutica fibrinolítica (este critério baseia-se nos dados obtidos no estudo GISSI que demonstram uma maior redução da mortalidade nos doentes com EAMCST que recebem um fibrinolítico na primeira hora após os sintomas).[10] Apenas os dados dos pacientes que receberam a medicação em até 12 horas após o início dos sintomas foram analisados quanto ao atraso intra-hospitalar. No entanto, esses pacientes foram incluídos para analisar os atrasos anteriores.

O tempo total de atraso foi então dividido em:

1.   Factores do doente

- Tempo desde o início dos sintomas até ao pedido de ajuda

2.   Factores pré-hospitalares

•   Tempo entre o pedido de ajuda e a chegada da ajuda

•   Tempo desde a chegada do socorro até à chegada ao hospital

3.   Factores intra-hospitalares

•   Porta para avaliação por um médico

•   Tempo desde a avaliação pelo médico até à terapia fibrinolítica

Cada um destes intervalos foi calculado de forma semelhante e expresso como tempos medianos. Posteriormente, as razões para os atrasos foram estabelecidas (para os doentes a quem não foi administrado um agente fibrinolítico no prazo de uma hora após o início dos sintomas) através do questionamento do doente e da avaliação das notas clínicas. A folha de recolha de dados é analisada em pormenor na secção seguinte. Subsequentemente, o impacto dos atrasos em termos de perda de benefícios potenciais (número de vidas salvas por cada mil doentes tratados) que poderiam ter sido obtidos com a administração precoce de fibrinolíticos foi calculado a partir dos dados acima referidos. Este aspeto é desenvolvido na secção de análise de dados.

4.5 Folha de captura de dados

A folha de registo de dados é apresentada em anexo. Foram obtidas informações do doente, do seu processo clínico e, quando aplicável, de fontes colaterais, como a família ou o pessoal do INEM. Foi obtido o consentimento de cada doente para realizar a entrevista e utilizar os seus registos médicos. Foi obtida a autorização da direção do hospital para utilizar os ficheiros do hospital. Toda a informação obtida foi registada numa folha de recolha de dados, cuja cópia se encontra em anexo. As entrevistas e a análise dos processos dos doentes foram conduzidas pelo investigador, auxiliado por uma irmã sénior da equipa, sempre que necessário.

A ficha de recolha de dados identifica as caraterísticas demográficas, como a idade e o sexo. Estabelece também o nível de escolaridade do doente. Além disso, são recolhidos dados relativos aos objectivos primários e secundários. Estes incluem o tempo de início dos sintomas; o tempo de procura de ajuda; o tempo de chegada da ajuda; o tempo de transporte (e meio de transporte) para o hospital; e o tempo de início da terapia fibrinolítica. Os tempos foram registados com uma aproximação de 5 minutos. O tipo de fibrinolítico utilizado e o meio de transporte, bem como as razões específicas para os atrasos em cada fase, também foram registados. Os motivos dos atrasos foram divididos em factores relacionados com o doente, com o INEM e com o hospital. Estes dados foram obtidos de forma qualitativa.

Os dados obtidos serão depois comparados com as orientações internacionais para avaliar o desempenho em relação às normas internacionais e também com os dados dos registos para comparar o desempenho com o cenário do mundo real.

4.6 Análise de dados

O número de doentes que receberam terapêutica fibrinolítica foi expresso em número absoluto e em percentagem do número total de doentes elegíveis. Os dados relativos ao atraso do tratamento tinham uma distribuição enviesada e, por conseguinte, todos os dados foram expressos como valores medianos em minutos e horas (por conveniência), com os percentis 5th e 95th para esse valor. Os números absolutos de doentes que sofreram atrasos no tratamento (atraso total e os vários componentes) foram representados num histograma em comparação com o tempo. Além disso, as respostas relativas às percepções dos doentes foram divididas em subgrupos para facilitar a interpretação dos dados, mas não foram quantificadas.

Para além dos dados descritivos, foi também calculada a perda de benefício absoluto como média para a amostra, utilizando os dados de Boersma et al. apresentados na revisão da literatura (utilizando o Microsoft Excel 2000 e o Matlab (versão 7.1, MathWorks, EUA)).[7] Com base na *Eq.1*, a perda de benefício absoluto por 1000 doentes tratados, expressa em percentagem, é

$$L(x) = 100(1 - f(x)/ f(1)). \qquad\qquad (Eq.\ 2)$$

A Figura 3 resume a perda de benefício absoluto (ou seja, redução da mortalidade aos 35 dias) para atrasos superiores a uma hora mas inferiores a 12 horas. Esta curva pressupõe que o benefício máximo decorrente da administração de fibrinolíticos ocorre na primeira hora, diminuindo depois através de uma função não linear e que, para além das 12 horas, o benefício é mínimo ou nulo.

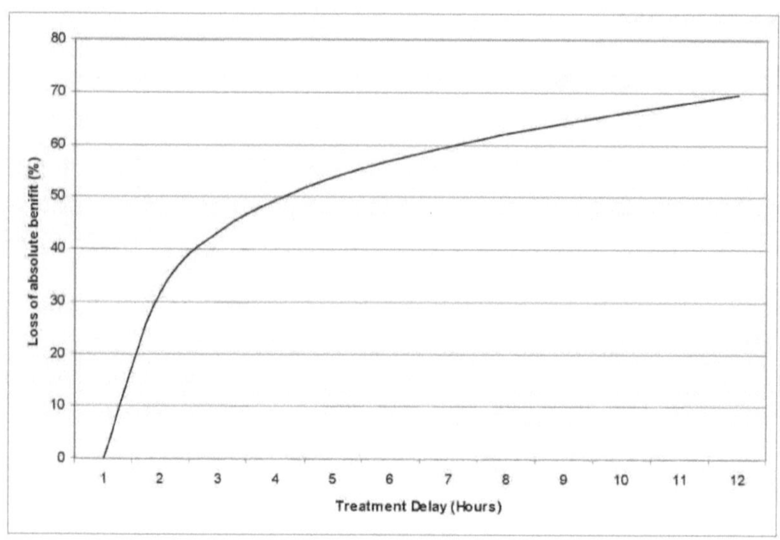

Figura 3 Perda de benefício absoluto (%) versus atraso no tratamento (horas).

A perda de benefícios, em percentagem, relativamente à primeira hora, pode então ser calculada como média para o período de 1 a 12 horas. Este valor pode ser utilizado para calcular o número potencial de vidas que poderiam ter sido salvas por 1000 doentes tratados no grupo de 1 a 12 horas, em comparação com a primeira hora (recordando que foram salvas 65 vidas por 1000 doentes tratados na primeira hora).

Capítulo 5 Resultados

5.1 Caraterísticas dos doentes

Os dados em bruto são apresentados em anexo. Foi recolhida uma amostra total de 100 pessoas entre agosto de 2008 e novembro de 2009. As caraterísticas dos pacientes estão resumidas na tabela 1. A maioria dos doentes era do sexo masculino. Os caucasianos foram os mais frequentemente observados, seguidos pelos doentes de raça negra, asiática (exclusivamente de ascendência indiana) e de cor. A grande maioria dos doentes tinha pelo menos o ensino secundário ou superior. A maioria dos doentes estava empregada, mas um número substancial estava desempregado ou era reformado.

Quadro 1 Caraterísticas de base

Idade (anos)	52 (30-84)
Género (%)	
Masculino	70
Raça (%)	
Asiático	9
Preto	14
Branco	74
Colorido	3
Nível de ensino mais elevado (%)	
Nenhum	2
Primário	8
Secundário	77
Terciário	13
Emprego (%)	
Empregado	73
Desempregado	9
Reformado	18

5.2 Administração de fibrinolíticos e atrasos totais no tratamento

De um total de 100 doentes analisados, apenas 37% receberam terapêutica fibrinolítica. Vinte e cinco pacientes receberam um agente fibrinolítico no hospital de apresentação e outros 12 pacientes encaminhados para o SBAH receberam terapia fibrinolítica. Trinta e nove doentes não receberam a medicação devido a uma apresentação tardia (10 no hospital de apresentação e 29 no SBAH). Quarenta e seis doentes elegíveis não receberam tratamento no hospital de apresentação (doze dos quais receberam tratamento tardio no SBAH) e 24 doentes elegíveis não receberam tratamento no SBAH. A Figura 4 descreve a evolução dos pacientes e o número de pacientes que receberam ou não receberam terapia fibrinolítica.

Os atrasos totais no tratamento dos doentes que receberam tratamento fibrinolítico num período inferior a 12 horas estão descritos na figura 5. Apenas 3 doentes receberam um agente fibrinolítico no espaço de uma hora, 34 entre 1-12 horas e 63 não receberam qualquer terapêutica fibrinolítica ou receberam-na após 12 horas.

A Tabela 2 resume a mediana dos atrasos no tratamento em minutos e horas, com os percentis 5th e 95th indicados entre parênteses. A mediana do atraso total na receção da terapia fibrinolítica foi de 270 minutos (45-584) ou 4,5 horas (0,8-9,8). As medianas dos tempos entre o início dos sintomas e o pedido de ajuda, o pedido de ajuda e a chegada ao hospital e a porta de entrada do fibrinolítico foram de 35 (5-1185), 55 (12,5-670) e 62,5 (16,5-282) minutos, respetivamente.

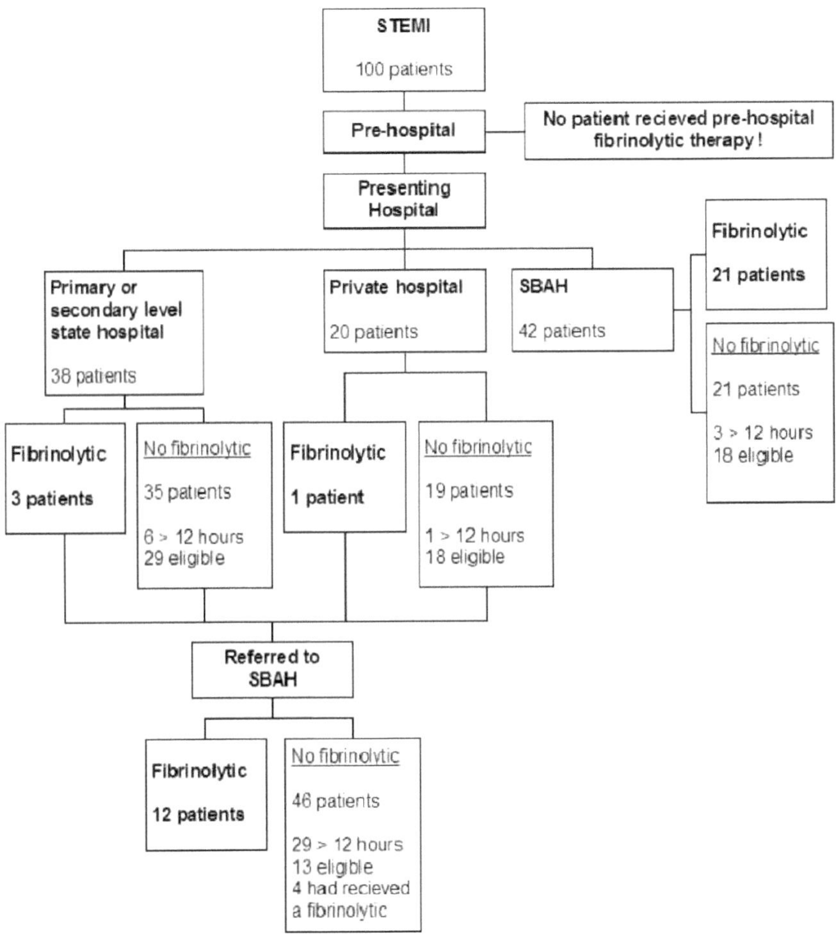

Figura 4 Diagrama de fluxo da administração de fibrinolíticos. Apenas 37% receberam terapia fibrinolítica dentro de 12 horas.

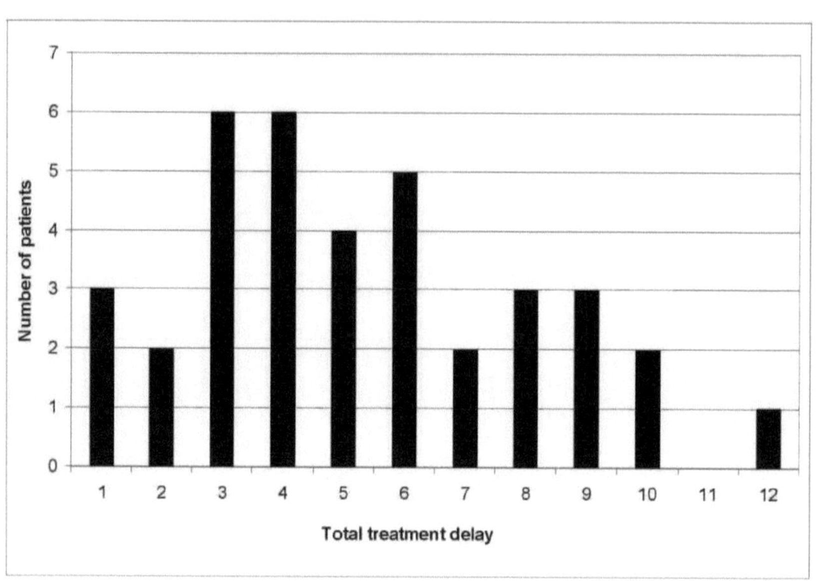

Figura 5 Atrasos totais no tratamento, em horas, para pacientes que receberam terapia fibrinolítica.

Tabela 2 Resumo dos atrasos no tratamento, mediana (intervalo).

	Minutos	Horas
Início dos sintomas a contactar	35 (5 - 1185)	0.6 (0.1 - 19.8)
Chamada para o hospital	55 (12.5 - 670)	0.9 (0.2 - 11.2)
Chamada para chegada de ajuda	5 (5 - 120)	0.08 (0.08 - 2)
Chegada da ajuda ao hospital	30 (10 - 435)	0.5 (0.2 - 7.3)
Porta para fibrinolítico	62.5 (16.5 - 282)	1.04 (0.8 - 4.7)
Porta ao médico	15 (0 - 654)	0.25 (0 - 5.9)
Médico para fibrinolítico	30 (10 - 258)	0.5 (0.2 - 4.3)
Atraso total	270 (45-584)	4.5 (0.8-9.8)

5.3 Atrasos no tratamento pré-hospitalar

A mediana do tempo decorrido entre o início dos sintomas e o pedido de ajuda foi de 35 minutos (51185). O histograma do tempo decorrido entre o início dos sintomas e o pedido de ajuda é apresentado na figura 6. Sessenta doentes pediram ajuda entre 0 e 1 hora. Trinta e três outros doentes pediram ajuda entre 1 e 12 horas. Sete doentes só pediram ajuda após 12 horas e, por conseguinte, não teriam sido candidatos a terapêutica fibrinolítica.

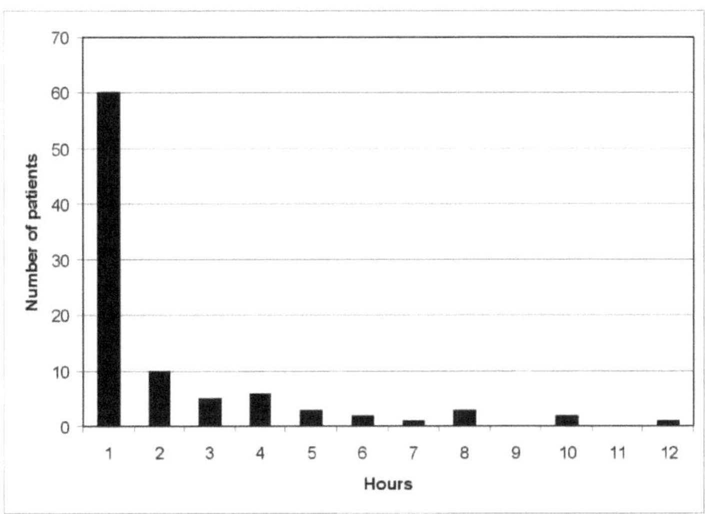

Figura 6 Tempo decorrido entre o início dos sintomas e o pedido de ajuda.

Foram identificadas várias razões para adiar o pedido de ajuda. A razão mais comum para o atraso foi a má interpretação dos sintomas. Na maioria das vezes, os doentes atribuíam os seus sintomas ao refluxo gastro-esofágico, à dispepsia ou a uma causa músculo-esquelética. Especialmente os doentes com sintomas atípicos, como dor torácica atípica ou dispneia, pensavam que os sintomas não eram de origem cardíaca. Muitos doentes adoptaram uma abordagem de esperar para ver, na esperança de que os sintomas desaparecessem espontaneamente. Alguns também tentaram automedicar-se (geralmente com nitratos ou analgésicos) na esperança de aliviar a dor e, consequentemente, atrasar o pedido de ajuda. Vários doentes referiram não querer incomodar ninguém com os seus problemas. Alguns não dispunham de meios de transporte para chegar ao hospital, mas também não chamaram uma ambulância. Muitos doentes referiram também que não estavam conscientes da importância ou da disponibilidade de receberem tratamento rápido. Os doentes que já tinham tido um enfarte do miocárdio tinham mais probabilidades de reconhecer corretamente os seus sintomas como sendo um possível enfarte do miocárdio e de procurar ajuda mais cedo do que aqueles que não tinham tido um enfarte do miocárdio. A maioria dos doentes (79,8%) estava em casa no início dos sintomas. Os restantes estavam no trabalho, a conduzir um veículo ou a visitar amigos ou familiares. O local onde se encontravam não influenciou o comportamento de procura de ajuda, exceto no caso dos doentes que se encontravam a conduzir. Este último grupo, em geral, dirigiu-se primeiro para o seu destino antes de procurar ajuda.

O histograma do tempo decorrido entre o pedido de ajuda e a chegada do socorro é apresentado na figura 7. A mediana do tempo decorrido entre o pedido de ajuda e a chegada ao hospital foi de 55 minutos (12,5-670). A mediana do tempo entre o pedido de ajuda e a chegada do socorro foi de 0 minutos (0-120). A razão para este facto é que a grande maioria dos doentes não chamou uma ambulância. Em vez disso, optaram por utilizar um veículo privado para chegar ao hospital que, na maioria dos casos, estava imediatamente disponível.

Apenas 16 doentes chamaram uma ambulância. As razões para este facto foram numerosas e incluíram

• Facilidade de acesso e utilização do seu próprio transporte;

• Falta de familiaridade com os números de emergência;

• Desconfiança em relação ao SME (visto como lento, ineficiente e, por vezes, sem qualquer resposta);

• Uma falta de compreensão dos riscos potenciais (por exemplo, fibrilhação ventricular) associados a um enfarte do miocárdio e da capacidade dos paramédicos para tratar estes problemas e

• Falta de conhecimento sobre a disponibilidade e a necessidade de tratamento precoce.

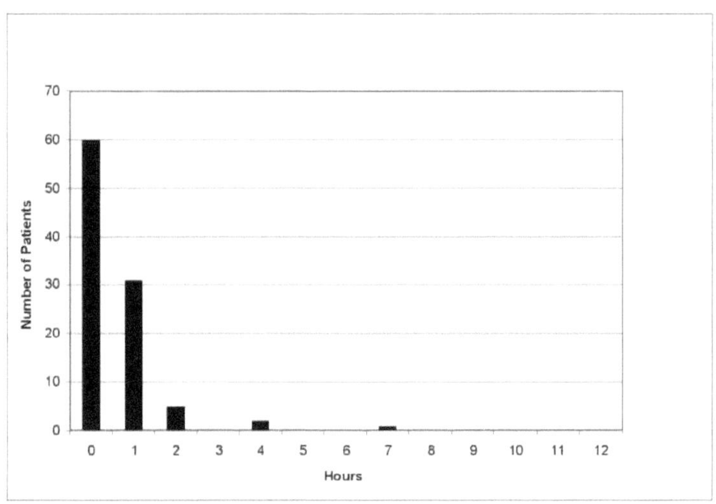

Figura 7 Tempo decorrido entre o pedido de ajuda e a chegada da ajuda.

Nos doentes que sofreram atrasos, uma razão comum foi o atraso na chegada da ambulância, devido ao facto de o SME estar sobrecarregado ou se ter perdido. Num caso, a ambulância nunca chegou, embora não tenha sido possível determinar o motivo. Nenhum dos doentes que chamaram uma ambulância recebeu terapia fibrinolítica pré-hospitalar.

Noventa e um por cento dos doentes que pediram ajuda obtiveram acesso a transporte no prazo de uma hora. Cinquenta e nove doentes chamaram familiares ou amigos para os ajudar. Muitos dos doentes que se atrasaram estavam à espera que familiares ou amigos os transportassem e não chamaram uma ambulância. Catorze doentes não pediram qualquer ajuda, optando por se deslocarem eles próprios para o hospital, utilizando os seus próprios veículos ou um táxi. Dez doentes pediram ajuda aos seus empregadores, colegas de trabalho, funcionários do lar de idosos (um caso) ou ao seu médico de clínica geral (um caso).

O tempo de transporte desde o local do acidente até ao primeiro hospital está resumido na Figura 8. O tempo médio desde a chegada do socorro ao hospital foi de 30 minutos (10-435). A maioria dos doentes (76%) chegou ao primeiro hospital no prazo de uma hora. As razões mais comuns para o atraso foram: as longas distâncias percorridas entre o local do acidente e o hospital; o facto de se terem apresentado primeiro a um médico de clínica geral ou a uma clínica (18%) e, em alguns casos, atrasos no trânsito. No total, 69% dos doentes foram transportados para o hospital num veículo particular por outra pessoa (3 dos quais foram transportados em ambulâncias do consultório do médico de família), 14% foram transportados para o hospital (1 dos quais foi transportado numa ambulância do consultório do médico de família), apenas 16% utilizaram exclusivamente uma ambulância e um doente foi a pé para o hospital.

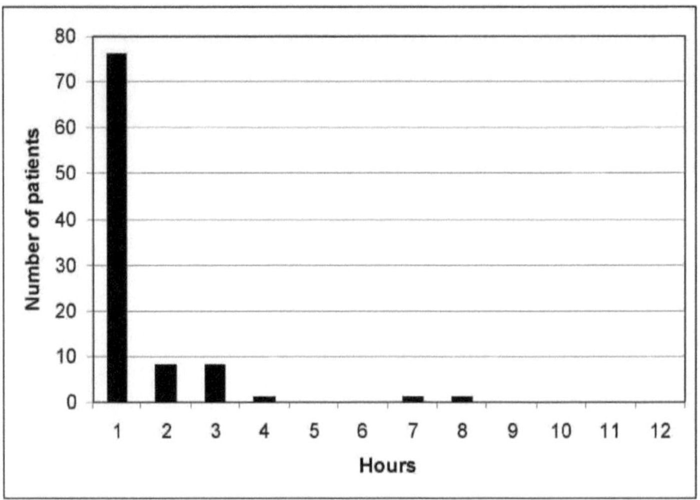

Figura 8 Tempo de transporte do local do acidente até ao primeiro hospital

A Figura 9 resume o tempo decorrido desde o início dos sintomas até ao primeiro contacto médico. Trinta e quatro doentes consultaram um médico ou um paramédico no prazo de uma hora. Infelizmente, 21 doentes conseguiram o primeiro contacto médico após 6 horas (10 dos quais demoraram mais de 12 horas).

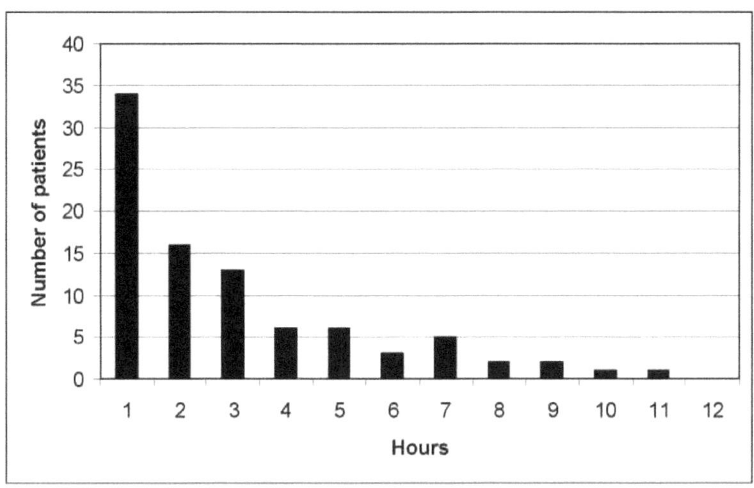

Figura 9 Tempo desde o início dos sintomas até ao primeiro contacto médico

5.4 Atrasos no tratamento hospitalar

Um total de 38 pacientes foram inicialmente atendidos em hospitais estatais de nível primário ou secundário, 20 em hospitais privados e 42 no SBAH. Os 58 doentes que se apresentaram inicialmente noutros hospitais que não o SBAH levaram uma mediana de 490 minutos (64-17280) ou 8 horas (1-288) para serem transferidos para o SBAH. A mediana do tempo entre o início dos sintomas e o primeiro contacto médico (definido como o primeiro paramédico ou médico atendido) foi de 135 minutos (20-1400) ou 2,3 horas (0,3 - 23,3). Estes tempos estão resumidos na Figura 9. Apenas 34 doentes chegaram no espaço de uma hora e 56 chegaram entre 1 e 12 horas. Dez dos pacientes só foram atendidos 12 horas após o início dos sintomas e, portanto, não eram candidatos à terapia fibrinolítica devido à apresentação tardia. Estes 10 doentes foram excluídos da análise dos atrasos intra-hospitalares. A mediana do tempo entre a porta e o fibrinolítico foi de 62,5 minutos (16,5-282). A mediana do tempo entre a porta e o médico foi de 15 minutos (0-654) e o tempo entre o médico e o fibrinolítico foi de 30 minutos (10258). Foram registadas razões sobrepostas para os atrasos em cada um dos componentes avaliados.

O tempo decorrido desde a primeira chegada ao hospital (para os hospitais que não o SBAH) até à avaliação por um médico está resumido na figura 10. Trinta e dois pacientes (64%) foram atendidos dentro de 30 minutos. Dezoito doentes (36%) foram avaliados por um médico num prazo superior a 30 minutos. Apenas 4 dos 50 doentes potenciais (8%) receberam um agente fibrinolítico. Destes, todos receberam o medicamento no prazo de 20 minutos após a consulta médica. Três dos pacientes receberam o agente fibrinolítico na sala de emergência, enquanto um paciente o recebeu na UTI. Três dos doentes receberam estreptoquinase e um doente recebeu alteplase. A demora total entre o início dos sintomas e o tratamento destes doentes foi de 45 minutos para três doentes e de 430 minutos para um doente.

As razões mais comuns para os atrasos nas consultas médicas foram

• Triagem inadequada, sem prioridade para os doentes com dor torácica (ausência de unidades de dor torácica na maioria dos hospitais);

• Espera em filas para abrir ficheiros antes de serem avaliados;

• Falta de pessoal nos hospitais com salas de emergência ocupadas; e

• Hospitais com poucos recursos (os aparelhos de ECG não funcionavam ocasionalmente em alguns hospitais, o que obrigava a uma transferência para efetuar um diagnóstico antes de se poder iniciar o tratamento).

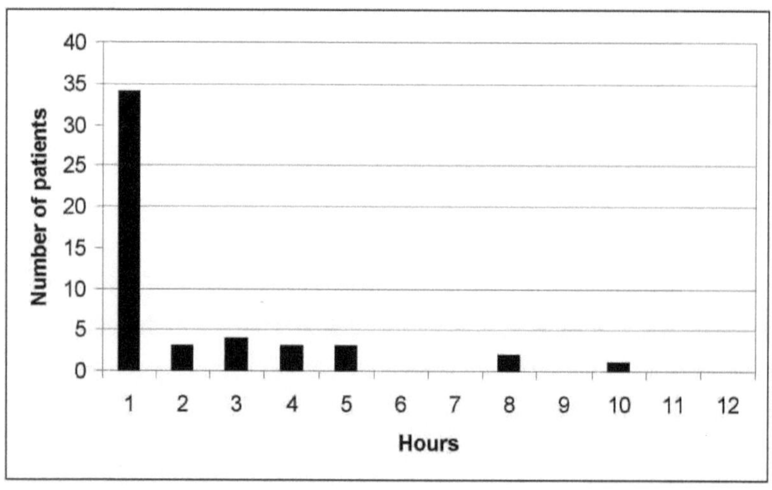

Figura 10 Tempo desde a chegada ao hospital até à avaliação por um médico.

As razões mais comuns para os atrasos na receção da terapia fibrinolítica foram

- Falta de assistência médica e incapacidade de pagar agentes fibrinolíticos para os doentes que se apresentam em hospitais privados;

- Diagnóstico falhado de STEMI;

- Falta de familiaridade com o tratamento e consequente tomada de decisões inadequadas por parte dos médicos de clínica geral, especialmente dos médicos em formação inexperientes;

- Medo das complicações e do seu tratamento;

- Falta de urgência na administração dos agentes;

- Ausência de agentes fibrinolíticos na sala de emergência ou mesmo no hospital;

- Apresentação tardia do doente (após 12 horas); e

- Atrasos inadequados na espera por enzimas cardíacas apesar de o ECG ter diagnosticado STEMI.

O tempo decorrido desde a chegada ao SBAH até à avaliação por um médico está resumido na figura 11. A maioria dos doentes foi atendida rapidamente. Sessenta e seis pacientes (83%) foram atendidos em 30 minutos. Catorze doentes (17%) foram avaliados por um médico em menos de 30 minutos.

As razões para os atrasos na avaliação por um médico foram semelhantes às dos hospitais que apresentaram queixas, sendo as razões mais comuns para os atrasos as seguintes

- Triagem inadequada, sem prioridade para os doentes com dor torácica (inexistência de uma unidade de dor torácica);

- Espera em filas para abrir ficheiros antes de serem avaliados;

- Falta de pessoal nos serviços de urgência;

- O médico de cardiologia que aceitou a consulta está ocupado (e o médico do SU não iniciou qualquer avaliação ou tratamento);

- Falta de urgência no diagnóstico e tratamento rápidos; e

- Hospitais com poucos recursos (apenas uma máquina de ECG estava disponível para toda a sala de emergência durante o período do estudo e nenhuma máquina de ECG em funcionamento esteve disponível durante um curto período de tempo).

Trinta e três (57,9%) de um total de 57 doentes elegíveis receberam agentes fibrinolíticos nas 12 horas seguintes. A maioria dos doentes (27) recebeu estreptoquinase e apenas 5 receberam alteplase. Sete pacientes receberam terapia fibrinolítica além de 12 horas e não foram incluídos na análise. Vinte e quatro doentes (42,1%) eram elegíveis para tratamento fibrinolítico mas não receberam tratamento. Vinte e dois doentes chegaram depois das 12 horas e não foi administrado um agente fibrinolítico.

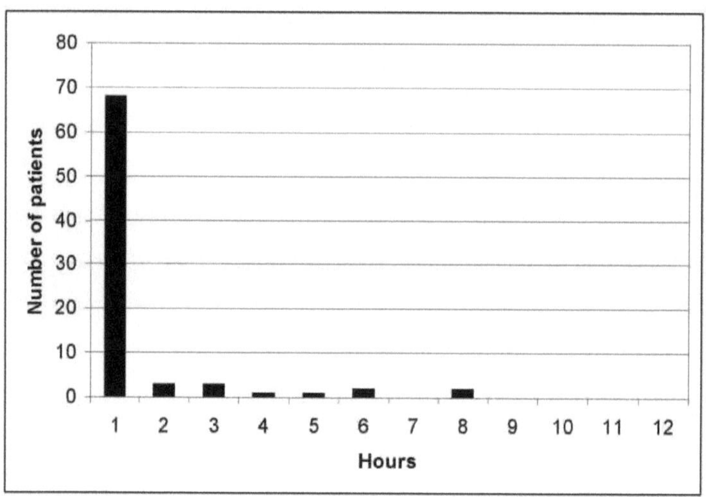

Figura 11 Tempo desde a chegada ao hospital até à avaliação por um médico no SBAH.

O tempo decorrido desde a avaliação por um médico até à administração da terapêutica fibrinolítica no SBAH está resumido na Figura 12. Apenas 22 pacientes (59,5%) receberam um agente fibrinolítico dentro de uma hora após a avaliação, e 15 pacientes (40,5%) só receberam a medicação mais de uma hora após a consulta com o médico. Vinte e cinco doentes receberam a terapêutica fibrinolítica no SU, enquanto 7 doentes receberam o agente fibrinolítico na UCC. A mediana do tempo de espera entre a chegada ao hospital e a UCC foi de 420 minutos (7 horas), com um intervalo de 10 a 2960 minutos. O tempo de porta para o fibrinolítico foi uma mediana de 60 minutos para os doentes que receberam a medicação no SU, em comparação com 85 minutos para os que receberam a medicação na UCC.

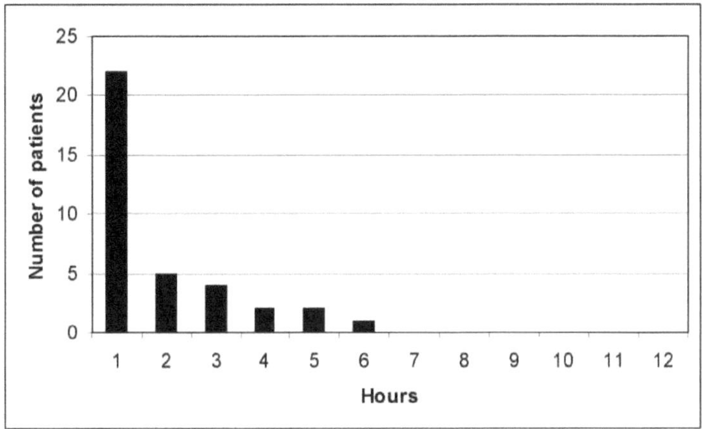

Figura 12 Tempo desde a avaliação por um médico até à terapia fibrinolítica no SBAH.

As razões comuns para os atrasos na receção da terapia fibrinolítica foram novamente semelhantes às dos outros hospitais:

• Apresentação tardia do doente (após 12 horas);

• Atraso no encaminhamento do hospital de apresentação devido à espera de exames inadequados, falta de urgência por parte dos médicos e atrasos no transporte;

• Falta de familiaridade com o tratamento e consequente tomada de decisões inadequadas;

• Atrasos inoportunos à espera de um médico cardiologista para ver o doente após o diagnóstico ter sido feito em casos inequívocos;

• Medo de complicações e do seu tratamento;

• Falta de urgência na administração dos agentes;

• Falta de agentes fibrinolíticos na sala de emergência (estes foram obtidos na UCC);

- Diagnóstico falhado ou atrasado de STEMI; e

- Atrasos inadequados na espera por enzimas cardíacas apesar de o ECG ter diagnosticado STEMI.

5.5 Impacto dos atrasos nos tratamentos

A análise final efectuada foi a determinação da perda de benefício absoluta como média para a amostra, utilizando os dados de Boersma et al. apresentados na revisão da literatura.[7] Para este estudo, utilizando *a Eq. 1*, a perda média de benefício, em percentagem, relativa à primeira hora para o período de 1 a 12 horas é de 50,6%. Utilizando este valor, o número adicional de vidas que poderiam ter sido potencialmente salvas por 1000 doentes tratados no grupo de 1 a 12 horas foi comparado com a primeira hora. Este valor ascendeu a um valor significativo de 32/1000. Por conseguinte, poderiam ter sido salvos mais 32 doentes/1000 tratados se o tratamento tivesse sido administrado na primeira hora.

Capítulo 6 Discussão

Este estudo confirma as observações segundo as quais a maioria dos doentes (67%) não recebeu qualquer tratamento fibrinolítico. Para além disso, a maioria dos que receberam tratamento, receberam-no tardiamente. Apenas 3 doentes receberam um agente fibrinolítico no espaço de uma hora, 8 entre 2-3 horas, 15 entre 4-6 horas e 11 entre 7-12 horas. Mais desconcertante, porém, é o grande número de doentes elegíveis que chegaram a uma instalação capaz de fornecer terapia fibrinolítica mas não receberam qualquer tratamento. Estes doentes totalizaram 46 no hospital de apresentação.

Os atrasos totais no tratamento e os componentes dos atrasos nos tratamentos pré-hospitalar e intra-hospitalar foram todos prolongados em comparação com a literatura internacional analisada. Os maiores atrasos acumulados deveram-se predominantemente a factores pré-hospitalares. No que se refere aos factores relacionados com os doentes, o atraso (> 1 hora) entre o início dos sintomas e o pedido de ajuda contribuiu significativamente para os atrasos em 40% dos doentes. As principais razões para estes atrasos foram a falta de conhecimento dos sintomas de um enfarte do miocárdio e de como responder de forma adequada e rápida na procura de ajuda.

A maioria dos doentes pediu ajuda a amigos ou familiares ou dirigiu-se ao hospital. É preocupante o facto de apenas 16 doentes terem chamado uma ambulância. Foram identificados vários factores para a fraca utilização dos serviços de emergência, incluindo a falta de familiaridade com os potenciais riscos associados ao enfarte do miocárdio que podem ocorrer a caminho do hospital. Mais preocupante foi a perceção pública de serviços médicos de emergência ineficientes. Este facto pode resultar de um sistema de EMS com poucos recursos, falta de pessoal ou formação insuficiente, embora esta questão exija uma investigação mais aprofundada. É importante referir que nenhum dos doentes recebeu terapia fibrinolítica pré-hospitalar devido ao facto de não existir um programa generalizado que promova a terapia precoce. O atraso na chegada do socorro e no transporte para o hospital também contribuiu para o atraso no tratamento. As longas distâncias e a apresentação prévia a um médico de clínica geral ou a uma clínica pública local foram razões importantes para o atraso no transporte.

Os atrasos intra-hospitalares, apesar de não representarem a maior proporção do atraso total, foram preocupantes, devido ao facto de a mediana do tempo entre a porta e o fibrinolítico ser mais do dobro das recomendações actuais de 30 minutos. Esta falta de urgência é parcialmente evidenciada pelo grande número de doentes que receberam um agente fibrinolítico para além das 12 horas. Para além disso, foi negada terapêutica a um grande número de doentes elegíveis, apesar de terem chegado dentro de 12 horas.

Surgiram temas comuns quando se exploraram as razões para estes atrasos, tanto para os hospitais de apresentação como para os SBAH, muitos dos quais reflectem práticas que são contraditórias com as orientações actuais. O problema dominante estava relacionado com os sistemas de cuidados e o pessoal, e menos frequentemente com os recursos. Os hospitais públicos em geral tendiam a ter poucos recursos em termos de equipamento e de pessoal. Em geral, os agentes fibrinolíticos não estavam armazenados nas salas de emergência de todos os hospitais, mas sim na farmácia. Muitas vezes, os aparelhos de ECG não estavam disponíveis ou não funcionavam.

De um modo geral, a falta de urgência por parte do pessoal foi omnipresente, possivelmente devido à falta de conhecimentos, ao excesso de trabalho ou a uma atitude despreocupada. A triagem inadequada foi quase universal devido à falta de uma unidade de dor torácica com pessoal dedicado à avaliação de doentes com dor torácica. Além disso, os doentes com dor torácica não eram, de um modo geral, tratados rapidamente no que diz respeito ao registo e à abertura de processos. Em particular, o primeiro médico competente capaz de administrar um agente fibrinolítico em segurança, ao doente correto, geralmente não o fazia. Este procedimento deveria ter sido efectuado no hospital em que o doente se encontrava. A falta de familiaridade com a terapia fibrinolítica e a gestão das complicações inerentes à sua administração pode explicar este comportamento. Além disso, a perceção de muitos médicos de que a administração de fibrinolíticos não é da sua responsabilidade deve ser abordada. A consulta de cardiologia foi frequentemente solicitada em casos claros, em vez de se iniciar o tratamento adequado.

Frequentemente, foram pedidas análises ao sangue ou exames imagiológicos que atrasaram o tratamento. Para além de um ECG e de uma radiografia do tórax, não são necessários outros exames que possam atrasar a implementação do tratamento, a não ser que o diagnóstico esteja em causa (em particular se a dissecção da aorta for uma possibilidade). O ECG foi frequentemente mal interpretado como sendo normal. O ecocardiograma à beira do leito, apesar de ser um complemento extremamente útil, quase nunca foi realizado de forma aguda devido à falta de especialização, especialmente fora de horas, e à falta de equipamento de ultrassom cardíaco nas salas de emergência. As apresentações tardias, tanto nos hospitais de apresentação como no SBAH, devido a atrasos pré-hospitalares, também foram comuns. Apesar de uma fraca relação risco/benefício, muitos doentes continuaram a receber terapêutica fibrinolítica para além das 12 horas.

Algumas das limitações do estudo foram o viés de memória por parte do doente e a falta ocasional de documentação dos tempos dos eventos intra-hospitalares nas notas. O tempo de cena do INEM, o tempo entre a porta e o ECG e o tempo entre o ECG e a decisão de administrar fibrinolítico não foram registados porque estes tempos não eram registados por rotina.

Em resumo, muitos doentes perderam o potencial benefício da terapêutica fibrinolítica devido à ausência total de administração de fibrinolíticos, à apresentação tardia e à terapêutica tardia.

Capítulo 7 Conclusões e recomendações

Muitos doentes não beneficiaram da terapêutica fibrinolítica devido à ausência total de administração de fibrinolíticos, à apresentação tardia e ao atraso na terapêutica. Este estudo destaca tanto os desafios como as oportunidades que têm de ser aproveitadas para melhorar os resultados dos doentes. O reconhecimento da gravidade e da extensão desta doença no meio de numerosas outras prioridades de cuidados de saúde na África do Sul é crucial. Os autores encorajam todos os intervenientes a empenharem-se urgentemente na resolução destas questões. A implementação de uma rede STEMI, adaptada à prática local, é tão possível quanto urgente.

Este estudo destaca claramente os imensos desafios que têm de ser ultrapassados para reduzir os atrasos nos tratamentos e alargar a oferta de terapêutica aos doentes adequados. Qualquer abordagem adoptada para resolver os atrasos deve adotar uma abordagem sistémica, tendo em conta os diferentes componentes acima referidos, e deve ser implementado um programa abrangente, de preferência a nível nacional. Devem também ser estabelecidas recomendações específicas a nível distrital e hospitalar, devido à variabilidade dos recursos e dos tempos de transporte. Devem ser elaboradas recomendações claras por um grupo de trabalho científico criado por um organismo como a Associação Sul-Africana do Coração. A razão para isto é que certos aspectos das diretrizes internacionais, por exemplo, os relacionados com a ICP primária, não são viáveis atualmente na África do Sul e estas diretrizes devem ser adoptadas para o nosso ambiente. Estas recomendações devem ser implementadas por um grupo de trabalho separado e monitorizadas numa base contínua para avaliar a melhoria dos resultados. Quaisquer alterações que possam ser necessárias podem então ser efectuadas.

Como já foi referido, a forma mais eficaz de tratar o STEMI é a sua prevenção. É necessário um programa intensivo de sensibilização para os factores de risco, de rastreio dos doentes para os factores de risco e de eliminação ou controlo dos factores de risco conhecidos. Isto aplica-se tanto a campanhas orientadas para os doentes como a campanhas orientadas para o pessoal médico. Especificamente os programas que visam a hipertensão, a diabetes e o controlo dos lípidos devem monitorizar o cumprimento dos objectivos e intervir mais intensamente quando estes não são atingidos. Os cuidados de saúde primários na África do Sul parecem estar a falhar neste aspeto.

No que diz respeito aos factores dos doentes, os indivíduos (em particular os doentes de alto risco) devem ser educados relativamente à apresentação do enfarte do miocárdio e à resposta adequada a esse evento, caso este ocorra. Esta ação deve ser levada a cabo por todo o pessoal médico e, possivelmente, através de campanhas nos meios de comunicação social. Os doentes devem, de preferência, utilizar os serviços de emergência médica para o transporte para o hospital, embora em certas zonas a falta de serviços de ambulância ou a ineficácia dos serviços possa obrigar à utilização de transportes privados. Em qualquer dos casos, a tónica deve ser colocada na procura de ajuda médica urgente, de preferência no hospital mais próximo. De um modo mais geral, as capacidades de reanimação do público devem ser melhoradas através de uma maior sensibilização e de um melhor acesso a cursos de suporte básico de vida. Uma maior disponibilidade de desfibrilhadores automáticos externos em locais públicos faz parte deste ideal.

O sistema de emergência médica requer melhorias significativas. Um número de emergência nacional único simplificaria a procura de ajuda adequada. Os centros de atendimento telefónico, com operadores formados e utilizando protocolos nacionais, facilitariam a triagem adequada e forneceriam informações importantes, tais como a espera de uma ambulância no local, conselhos sobre o tratamento de emergência e também o envio de paramédicos com formação adequada para o local. Todos os paramédicos devem ser minimamente competentes para efetuar desfibrilhação, tal como todos os socorristas, como os agentes da polícia. É crucial a formação intensiva e a certificação dos paramédicos para administrarem terapia fibrinolítica (para além da farmacoterapia adjuvante) seguindo um protocolo definido. É importante dispor de meios para transmitir o ECG do doente a um clínico experiente, especialmente em casos ambíguos. Os doentes que recebem terapia fibrinolítica devem, idealmente, ser transportados para hospitais capazes de efetuar angiografia cardíaca e ICP, se necessário. Se não for implementado um programa deste tipo, deve ser efectuado um transporte rápido para a unidade de saúde mais próxima equipada para administrar terapêutica fibrinolítica ou para o hospital mais próximo com capacidade de angioplastia primária (se este estiver ao alcance em 60 minutos ou menos).

Quando o doente chega a um hospital, devem ser aplicados protocolos padrão para garantir que o doente recebe o seu agente fibrinolítico no prazo de 30 minutos ou a sua ICP primária no prazo de 90 minutos. Isto exigirá uma formação intensiva em serviço de todo o pessoal médico envolvido, numa base contínua. Deverá tornar-se uma atividade obrigatória que exija validação e recertificação regular. Os doentes com dor torácica devem ser imediatamente triados para uma unidade de dor torácica (idealmente localizada no Serviço de Urgência) e efetuar um ECG urgente. Uma anamnese, um exame físico e uma radiografia do tórax bem orientados seriam úteis para excluir contra-indicações para o tratamento fibrinolítico (utilizando uma lista de verificação) e diagnósticos alternativos. Se for feito um diagnóstico claro de STEMI, a escolha da terapêutica de reperfusão (e da terapêutica adjuvante) deve basear-se em protocolos normalizados específicos desse hospital. Se o diagnóstico for ambíguo, é necessária uma consulta urgente com um cardiologista. Um ecocardiograma à beira do leito pode ser útil, assim como os biomarcadores cardíacos no local de atendimento, em casos ambíguos. Os biomarcadores laboratoriais devem ser solicitados, mas a espera dos resultados provoca atrasos significativos e não deve ser utilizada para orientar a terapêutica.

Se for escolhido um agente fibrinolítico, se forem excluídas as contra-indicações e se o doente der o seu consentimento (de preferência por escrito), o agente deve ser administrado no SU. Deve ser feita a monitorização de complicações como disritmias, hipotensão, reacções alérgicas, consequências neurológicas e outras complicações. O paciente pode então ser transferido para uma UCC num centro com capacidade de ICP. Se um doente não for elegível para terapia fibrinolítica, deve ser transferido no prazo de 30 minutos após a chegada ao hospital para um centro com capacidade de ICP. O pessoal deve ser responsabilizado pelos doentes que não recebem fibrinolíticos de todo e pelos doentes que recebem terapêutica fibrinolítica tardia, possivelmente sob a forma de reuniões interdisciplinares regulares sobre morbilidade e mortalidade.

A prevenção secundária das vítimas de STEMI é essencial para evitar novos eventos e, idealmente, deveria ser implementada num contexto de cuidados de saúde primários funcionais e eficientes. A realidade é que muitos destes doentes são frequentemente tratados em unidades secundárias e terciárias. Os cuidados de saúde primários devem, por isso, ser orientados para atingir este ideal, melhorando a formação e o número de profissionais e a disponibilidade de medicação adequada, entre outros factores.

Este estudo constitui um apelo urgente para melhorar os padrões de cuidados para os doentes com STEMI na África do Sul. Espera-se que este estudo dê início a esse processo.

Limitações do estudo

Este estudo representa a experiência de um único centro terciário. O viés de encaminhamento é claramente uma preocupação. Para além disso, os doentes que se apresentaram após 12 horas foram incluídos no estudo, apesar de se terem apresentado tardiamente para terapêutica fibrinolítica. Isto foi feito com o objetivo de demonstrar a "experiência do mundo real" na África do Sul e explicar as razões por detrás destes atrasos dos doentes. Outras limitações foram o viés de memória por parte do doente e a falta ocasional de documentação das horas dos eventos intra-hospitalares nas notas. O tempo de cena do INEM, o tempo entre a porta e o ECG e o tempo entre o ECG e a decisão de administrar fibrinolítico não foram registados por rotina nos registos disponíveis dos doentes.

Apêndice

Formulário de informação do doente e de consentimento informado

Título do estudo: Tempo até à administração de fibrinolíticos no enfarte agudo do miocárdio e razões para os atrasos no Hospital Académico Steve Biko

Caro Sr./Sra...Data ..../..../................

1) A natureza e o objetivo deste estudo

Compreende que lhe está a ser pedido para participar num estudo de investigação. O objetivo deste estudo é determinar a rapidez com que determinados medicamentos chamados agentes fibrinolíticos lhe foram administrados após o início do seu ataque cardíaco. Os agentes fibrinolíticos são medicamentos administrados por via intravenosa e utilizados para dissolver coágulos sanguíneos nas artérias do coração (estes coágulos impedem o fluxo de sangue para o músculo cardíaco). Se a medicação for administrada rapidamente, as hipóteses de morrer ou de ter problemas graves após um ataque cardíaco são reduzidas. Ao participar, permitirá aos investigadores determinar se o tratamento foi administrado rapidamente (idealmente, no prazo de 1 a 3 horas). Se não receber o tratamento com a rapidez suficiente, o investigador fará perguntas relacionadas com a razão pela qual isso poderá ter acontecido.

2) Explicação dos procedimentos a seguir

Este estudo consiste em responder a algumas perguntas relacionadas com o seu ataque cardíaco. Centra-se nas razões de qualquer atraso na receção de agentes fibrinolíticos. O estudo também requer a utilização de informações do seu ficheiro relacionadas com o tratamento que recebeu, os tempos necessários para administrar o tratamento e os motivos de eventuais atrasos na administração do tratamento.

3) Risco e desconforto envolvidos

Não há qualquer risco ou incómodo. Este estudo envolve apenas uma entrevista. Compreende que o tratamento será igual ao de qualquer outro paciente com um ataque cardíaco no Hospital Académico Steve Biko.

4) Benefícios possíveis

Este estudo ajudará os investigadores a determinar se existe um atraso na receção de agentes fibrinolíticos. Se houver um atraso, os investigadores determinarão a razão e poderão tentar fornecer mais eficazmente esta medicação a outros doentes com um ataque cardíaco mais rapidamente no futuro.

5) A participação é voluntária

Compreende que a sua participação é voluntária. Se não quiser participar no estudo, continuará a receber o mesmo tratamento que qualquer outro doente com um ataque cardíaco. Compreende também que pode decidir retirar-se do estudo em qualquer altura.

6) Aprovação ética

Este protocolo de ensaio clínico foi submetido ao Comité de Ética em Investigação da Faculdade de Ciências da Saúde da Universidade de Pretória e a aprovação escrita foi concedida por esse comité. O estudo foi estruturado de acordo com a Declaração de Helsínquia (última atualização em outubro de 2000), que trata das recomendações que orientam os médicos na investigação biomédica que envolve sujeitos humanos. Pode ser obtida uma cópia da declaração junto do investigador, caso pretenda analisá-la.

7) Informações

Se tiver alguma questão relacionada com este estudo, pode contactar a Dra. Ruchika Meel através do número 012 354 1000 e pedir o número 6806.

8) Confidencialidade

Todos os registos obtidos durante este estudo serão mantidos confidenciais. Os resultados serão publicados ou apresentados de forma a não permitir a sua identificação.

9) Consentimento

Leu ou fez com que lhe lessem, numa língua que compreenda, as informações acima referidas antes de assinar o presente formulário de consentimento. O conteúdo e o significado foram-lhe explicados. Foi-lhe dada a oportunidade de colocar questões e considera que as mesmas foram respondidas de forma satisfatória. Compreende que, se não participar neste estudo, tal não alterará de forma alguma a sua gestão. Por este meio, voluntaria-se para participar neste estudo.

Recebeu uma cópia assinada do presente acordo de consentimento informado.

....

Assinatura do doente Data ....

Pessoa que obteve o consentimento informado Data ....

....

Data da testemunha

Consentimento informado verbal do doente

(aplicável quando os doentes não sabem ler ou escrever)

Eu, abaixo assinado, Dr/Sr ...., li e expliquei integralmente ao doente, designado .... e/ou ao(s) seu(s) familiar(es), o folheto informativo do doente que indica a natureza e o objetivo do estudo. A explicação que dei mencionou tanto os possíveis riscos como os benefícios do estudo e que será aplicado o tratamento padrão para tratar a sua doença. O doente indicou que compreende que é livre de se retirar do estudo em qualquer altura e por qualquer motivo.

Certifico que o paciente concordou em participar voluntariamente neste estudo.

....

Nome do doente Data

....

Nome e assinatura do investigador Data ....

Nome e assinatura da testemunha Data

(A testemunha assina que assistiu ao processo de consentimento informado)

Folha de captura de dados

Factores demográficos e dos doentes

Género	Masculino		Feminino	
Idade (anos)				
Nível de escolaridade	Grau escolar		Ensino superior	
Início da dor/sintomas no peito	Data		Tempo	

Localização física no início dos sintomas	Início		Trabalho		Outros
Pedir ajuda	Data			Tempo	

Porque é que o doente esperou (se aplicável)?	
O que é que o doente pensava ser a causa dos sintomas nessa altura?	

A quem é que o doente pediu ajuda?	Ambulância		Família/amigo		Nenhum	Outros	

Porque é que o doente lhes telefonou especificamente (se aplicável)?	

Como é que o doente pediu ajuda (se aplicável)?	Telefone		Outros

Factores pré-hospitalares

Quando é que a ajuda chegou (se aplicável)?	Data		Tempo

Por que razão houve um atraso (se aplicável)?	

Modo de transporte?	Conduziu pessoalmente		Veículo privado com motorista	Ambulância	Outros

Factores hospitalares

Chegada inicial ao hospital	Data		Tempo
Nome do hospital			
Chegada do doente ao SBAH (em caso de transferência)	Data		Tempo

Motivos dos atrasos (se aplicável) na chegada ao primeiro hospital.	

Tempo para ir ao médico	Horas		Minutos	
Agente fibrinolítico administrado	Sim		Não	
Nome do agente	56			
Porque não (se aplicável)?	Diagnóstico incorreto		Não prescrito pelo médico	Outros
Tempo de administração do agente fibrinolítico	Data		Tempo	
Localização do doente durante a administração do agente fibrinolítico.	ER		CCU	Outros
Chegada à unidade coronária	Data		Tempo	

Dados brutos

Quadro 3 Caraterísticas dos doentes, tempo decorrido entre o início dos sintomas e o pedido de ajuda e razões para o atraso no pedido de ajuda.

Doente	Género	Corrida	Idade	Nível de educação	Tempo decorrido entre os sintomas e o pedido de ajuda (min)	Motivo do atraso no pedido de ajuda
1	M	B	47	Gr 11	> 1440	Interpretação incorrecta dos sintomas
2	F	I	57	Gr 4	450	Pensava que a dor ia passar
3	M	W	53	Gr 12	5	NA (teve enfarte anterior)
4	F	B	57	Gr 7	120	Interpretação incorrecta dos sintomas
5	F	W	74	Gr 10	5	NA (teve enfarte anterior)
6	M	W	38	Gr 12	30	Interpretação incorrecta dos sintomas
7	M	W	44	Gr 12	120	Interpretação incorrecta dos sintomas
8	M	W	64	Gr 12	60	Pensava que a dor ia passar
9	F	W	78	Gr 10	5	NA
10	M	W	49	Terciário	270	Pensava que a dor ia passar
11	M	W	42	Gr 10	60	Pensava que a dor ia passar
12	M	W	62	Gr 11	10	
13	M	I	36	Gr 11	10	
14	M	B	61	Gr 8	5	
15	M	W	31	Gr 12	240	Interpretação incorrecta dos sintomas
16	M	W	49	Gr 12	60	Má experiência anterior com o hospital, já tinha tido um ataque cardíaco
17	M	I	73	Gr 10	5	
18	F	C	57	Gr 11	30	Interpretação incorrecta dos sintomas
19	M	W	59	Gr 10	5	
20	M	W	52	Gr 12	30	Pensava que a dor ia passar
21	M	W	52	Gr 10	120	Conduzir. Não conseguia parar.
22	M	W	65	Gr 10	5	Enfarte do miocárdio anterior - sintomas reconhecidos
23	M	W	39	Gr 12	360	Pensava que a dor ia passar, esperou pela mulher
24	M	B	74	Gr 3	300	Esperar para ver
25	M	W	69	Gr 12	5	
26	M	W	?66	Gr 10	5	
27	M	W	59	Terciário	5	
28	M	I	78	Gr 12	5	Interpretação incorrecta dos sintomas
29	M	B	74	Gr 6	120	Interpretação incorrecta dos sintomas, abordagem "esperar para ver
30	M	W		Gr 12	60	Interpretação incorrecta dos sintomas, abordagem "esperar para ver
31	F	W		Gr 10	5	
32	M	W		Gr 11	5	
33	F	W		Gr 10	1230	Interpretação incorrecta dos sintomas,

						abordagem "esperar para ver
34	M	W		Gr 11	60	Interpretação incorrecta dos sintomas, abordagem "esperar para ver
35	F	W	54	Gr 12	180	Interpretação incorrecta dos sintomas, abordagem "esperar para ver
36	F	W		Gr 12	390	Interpretação errada dos sintomas, pensava que era refluxo
37	F	W	67	Gr 10	60	esperar para ver, pensei que podia ser um ataque cardíaco
38	F	W	44	Gr 10	0	Teve dores intermitentes durante 4 dias
39	F	B	43	Gr 3	60	Interpretação incorrecta dos sintomas, abordagem "esperar para ver
40	M	W	41	Gr 10	1140	Interpretação incorrecta dos sintomas, abordagem "esperar para ver
41	M	W	37	Terciário	10	
42	M	W	47	Gr 12	5	
43	M	W	62	Terciário	5	
44	F	B	48	Nenhum	100	Esperar para ver
45	F	W	66	Gr 8	240	Interpretação incorrecta dos sintomas, abordagem "esperar para ver
46	F	B	36	Gr 7	150	Interpretação incorrecta dos sintomas, abordagem "esperar para ver
47	M	W	42	Gr 12	5	
48	M	W	50	Terciário	15	
49	F	I	64	Gr 12	30	
50	M	W	45	Gr 12	60	Interpretação incorrecta dos sintomas, abordagem "esperar para ver
51	M	B	59	Nenhum	0	
52	M	W	42	Gr 12	10	
53	M	W	52	Gr 12	120	Interpretação incorrecta dos sintomas, abordagem "esperar para ver
54	M	W	45	Terciário	15	
55	F	I	57	Gr 10	240	Interpretação incorrecta dos sintomas, abordagem "esperar para ver
56	M	W	51	Gr 12	20	
57	M	W	65	Gr 8	210	Primeiro queria ir para casa, esperar e ver a abordagem
58	M	W	72	Gr 10	2880	Tentou auto-medicar-se na esperança de que a dor desaparecesse
59	M	B	43	Gr 10	30	Pensei que as dores iriam diminuir
60	M	W	54	Gr 12	30	Pensei que as dores iriam diminuir
61	M	W	54	Gr 12	580	Tentou auto-medicar-se na esperança de que a dor desaparecesse
62	M	C	55	Gr 10	5	
63	F	B	37	Gr 7	70	Interpretação incorrecta dos sintomas, abordagem "esperar para ver
64	M	W	40	Gr 10	240	Tentou automedicar-se na esperança de que a dor desaparecesse
65	F	W	68	Gr 10	150	Interpretação incorrecta dos sintomas,

						pensava que a dor ia desaparecer
66	M	W	40	Gr 10	720	Interpretação incorrecta dos sintomas, pensava que a dor ia desaparecer
67	F	W	65	Gr 10	240	Tentou automedicar-se na esperança de que a dor desaparecesse
68	M	W	50	Terciário	2460	Interpretação incorrecta dos sintomas
69	M	W	49	Terciário	10	
70	M	W	56	Terciário	5	
71	M	W	52	Terciário	15	
72	M	W	67	Gr 10	300	Interpretação incorrecta dos sintomas, pensava que a dor ia desaparecer
73	M	W	73	Gr 10	120	Interpretação incorrecta dos sintomas
74	M	I	67	Gr 10	10	
75	M	W	73	Gr 12	360	Interpretação incorrecta dos sintomas, pensava que a dor ia desaparecer
76	F	W	58	Gr 10	5	
77	M	B	30	Gr 11	0	
78	F	W	60	Gr 12	30	Interpretação incorrecta dos sintomas
79	M	W	44	Gr 12	30	
80	M	W	43	Gr 11	5	
81	M	I	55	Gr 12	180	Interpretação incorrecta dos sintomas, pensava que a dor ia desaparecer
82	M	W	39	Gr 12	70	
83	F	W	49	Gr 12	60	Interpretação incorrecta dos sintomas, pensava que a dor ia desaparecer
84	M	W	41	Terciário	5	
85	F	W	43	Gr 11	900	Interpretação incorrecta dos sintomas, pensava que a dor ia desaparecer
86	F	B	32	Terciário	5	
87	M	W	49	Gr 12	40	Interpretação incorrecta dos sintomas, pensava que a dor ia desaparecer
88	F	W	64	Gr 12	1330	Interpretação incorrecta dos sintomas, pensava que a dor ia desaparecer, não queria incomodar a família
89	M	W	45	Gr 10	100	Interpretação incorrecta dos sintomas, pensava que a dor ia desaparecer
90	M	W	47	Gr 10	5	
91	F	W	65	Gr 10	20	
92	F	I	72	Gr 10	5	
93	M	W	44	Gr 12	430	Interpretação incorrecta dos sintomas
94	M	W	84	Gr 8	570	Interpretação incorrecta dos sintomas, sintomas inicialmente ignorados pelo doente e pelo pessoal do lar de idosos
95	M	W	67	Terciário	5	
96	F	W	78	Gr 12	135	Interpretação incorrecta dos sintomas, pensava que a dor ia desaparecer
97	M	B	43	Gr 10	5	
98	M	W	35	Gr 10	480	Ignorou a dor, teve-a anteriormente

| 99 | F | B | 65 | Gr 6 | 30 | |
| 100 | M | C | 49 | 12º ano | 5 | |

Quadro 4 Localização no início dos sintomas, tempo decorrido entre o pedido de ajuda e a chegada de uma ambulância ou outro meio de transporte e razões para o atraso (se > 15 min).

Doente	Localização	Tempo entre o pedido de ajuda e a chegada da ambulância/transporte (min)	Motivo do atraso
1	Início	0	NA
2	Início	0	NA
3	Início	0	NA
4	Início	30	A ambulância não chegou, foi levada por um familiar
5	Início	0	NA
6	Condução de automóveis	120	Ambulância ocupada, levada por um amigo
7	Início	0	NA
8	Trabalho	0	NA
9	Início	235	Sem transporte, esperei por um familiar
10	Início	0	NA
11	Início	0	NA
12	Início	60	Sem transporte, esperei por um familiar
13	Autocarro	410	Viajar de autocarro
14	Início	0	NA
15	Início	30	À espera de um amigo
16	Início	60	Sem transporte, esperei por um familiar
17	Início	0	NA
18	Início	5	NA
19	Trabalho	0	NA
20	Trabalho	0	NA
21	Condução de automóveis	60	Esperou pela ambulância, a longa distância
22	Início	30	Sem transporte, esperei por um familiar
23	Início	0	NA
24	Início	0	NA
25	Início	10	NA
26	Início	10	NA
27	Trabalho	0	NA
28	Início	0	NA
29	Início	30	Sem transporte, vizinho procurado
30	Trabalho	0	NA
31	Início	210	À espera de um táxi
32	Início	0	NA
33	Início	0	NA
34	Início	30	Ambulância perdida

35	Início	0	NA
36	Casa do filho	0	NA
37	Início	30	Sem transporte, esperei por um familiar
38	Início	0	NA
39	Início	120	Longa distância
40	Início	0	NA
41	Início	20	Sem transporte, esperei por um familiar
42	Início	0	NA
43	Início	0	NA
44	Trabalho	60	Sem transporte, esperei por um familiar
45	Início	120	A ambulância demora a responder
46	Início	0	NA
47	Início	0	NA
48	Início	0	NA
49	Início	30	Sem transporte, esperei por um familiar
50	Início	0	NA
51	Trabalho	5	NA
52	Trabalho	0	NA
53	Início	10	NA
54	Trabalho	0	NA
55	Início	10	NA
56	Início	0	NA
57	Condução de automóveis	30	Sem transporte, esperei por um familiar
58	Início	0	NA
59	Início	15	NA
60	Início	15	NA
61	Início	0	NA
62	Início	25	Sem transporte, esperei por um familiar
63	Início	20	Sem transporte, esperei por um familiar
64	Início	0	NA
65	Início	20	Sem transporte, esperei por um familiar
66	Início	0	NA
67	Início	20	Sem transporte, esperei por um familiar
68	Conduzir até casa	0	NA
69	Casa de um amigo	0	NA
70	Início	90	Sem transporte, esperei por um familiar
71	Trabalho	0	NA
72	Início	0	NA
73	Início	20	Sem transporte, esperei por um familiar
74	Início	10	NA
75	Início	0	NA
76	Início	0	NA

77	Início	0	NA
78	Trabalho	0	NA
79	Trabalho	0	NA
80	Início	45	A ambulância demora a responder
81	Início	0	NA
82	Trabalho	15	NA
83	Início	0	NA
84	Casa de um amigo	0	NA
85	Início	0	NA
86	Início	5	NA
87	Início	0	NA
88	Trabalho	0	NA
89	Início	0	NA
90	Início	0	NA
91	Início	0	NA
92	Início	0	NA
93	Início	0	NA
94	Início	75	Sem transporte, esperei por um familiar
95	Reserva de caça	0	NA
96	Início	15	NA
97	Início	0	NA
98	Início	0	NA
99	Início	0	NA
100	Início	1200	Não tinha transporte, não pensou em chamar uma ambulância, foi primeiro a uma clínica local mas não havia máquina de ECG a funcionar. O doente regressou a casa e só foi ao hospital no dia seguinte.

Tabela 5 Quem pediu ajuda, razão pela qual foi chamado, meio de chamada e ocupação do doente.

Doente	Quem foi chamado	Porquê	Como	Ocupação
1	Mulher	Pessoa mais próxima	Verbal	Empresário
2	Filha	Pessoa mais próxima	Verbal	Mulher doméstica
3	Filho	Pessoa mais próxima	Verbal	Empresário
4	Ambulância	Embora adequado	Telefónico	Trabalhador doméstico
5	Marido	Pessoa mais próxima	Verbal	Reformado
6	Ambulância	Inconsciente	Telefónico	Empresário
7	Mulher	Pessoa mais próxima	Verbal	Empresário
8	Mulher	Pessoa mais próxima	Verbal	Empresário
9	Filha	Não me lembrei de chamar uma ambulância. Parente chamado.	Telefónico	Reformado
10	Irmão	Pessoa mais próxima	Telefónico	Empresário
11	Mulher	Pessoa mais próxima	Verbal	Diretor de oficina
12	Filho	Pessoa mais próxima	Telefónico	Técnico
13	Ambulância	Adequado	Telefónico	Desempregado
14	Filho	Pessoa mais próxima	Verbal	Motorista de táxi
15	Amigo	A mulher não tinha carta de condução	Telefónico	Empresário
16	Filho	Relativo	Telefónico	Empresário
17	Filho	Relativo	Verbal	Reformado
18	Irmã	Relativo	Verbal	Funcionário
19	Mulher	Relativo	Verbal	Barman
20	Chefe	Pessoa mais próxima	Verbal	Representante de vendas
21	GP	Médico mais próximo	Verbal	Condutor
22	Filho	Pessoa mais próxima	Telefónico	Treinador
23	Mulher	Parente mais próximo	Verbal	Vendedor
24	Amigo	Vizinho, não tem carro	Verbal	Indústria gráfica
25	Ambulância	Adequado	Telefónico	Trabalhou no sector agrícola
26	Neta	Parente mais próximo	Telefónico	Reformado
27	Ninguém	NA	NA	Professor
28	Irmã	Parente mais próximo	Verbal	Gestor de serviços
29	Vizinho	Ajuda mais próxima	Verbal	Entregador
30	Ninguém	NA	NA	Trabalhador da mina
31	Táxi	Não me lembrei de chamar uma ambulância.	Telefónico	Desempregado
32	Mulher	Parente mais próximo	Verbal	Diretor da fábrica
33	Marido	Parente mais próximo	Verbal	Reformado
34	Ambulância	Adequado	Telefónico	Carpinteiro
35	Marido	Parente mais próximo	Verbal	Dactilógrafo
36	Filho	Parente mais próximo	Verbal	Reformado

37	Ambulância	Adequado	Telefónico	Reformado
38	Ninguém	Não queria incomodar ninguém	NA	Assistente de teatro
39	Ambulância	Sem transporte	Telefónico	Desempregado
40	NA	NA	NA	Desempregado
41	Mulher	Parente mais próximo	Telefónico	Fabrico de tijolos
42	Filho	Parente mais próximo	Verbal	Desempregado
43	Ninguém	NA	NA	Professor
44	Ambulância	Adequado	Telefónico	Trabalhador doméstico
45	Ambulância	Adequado	Telefónico	Reformado
46	Marido	Parente mais próximo	Verbal	Trabalha no talho
47	Ninguém			Agricultor
48	Amigo	Pessoa mais próxima	Verbal	Engenheiro
49	Ambulância	Adequado	Telefónico	Mulher doméstica
50	Ninguém			Empresário
51	Empregador	Pessoa mais próxima	Verbal	Carpinteiro
52	Ninguém			Agricultor
53	Amigo	Pessoa mais próxima	Telefónico	Soldador
54	Amigo	Pessoa mais próxima	Verbal	Engenheiro
55	Filha	Pessoa mais próxima	Telefónico	Mulher doméstica
56	Mulher	Parente mais próximo	Verbal	Empresário
57	Filha	Mais próximo	Telefónico	Eletricista
58	Ninguém			Escriturário administrativo
59	Vizinho	Pessoa mais próxima	Telefónico	Limpador
60	Ambulância	Adequado	Telefónico	Diretor de uma estação de serviço
61	Ninguém			Eletricista
62	Ambulância	Adequado	Telefónico	Construtor de armários
63	Ninguém			Trabalhador doméstico
64	Ninguém			Empreiteiro de construção civil
65	Ambulância	Adequado	Telefónico	Reformado
66	Ninguém			Diretor de oficina
67	Irmã	Parente mais próximo	Telefónico	Reformado
68	Irmã	Parente mais próximo	Telefónico	Artista
69	Amigo	Pessoa mais próxima	Verbal	Desempregado
70	Sobrinho	Parente mais próximo	Telefónico	Vendedor
71	Colega de trabalho	Pessoa mais próxima	Verbal	Técnico
72	Mulher	Parente mais próximo	Verbal	Reformado
73	Filha	Parente mais próximo	Telefónico	Reformado
74	Filho	Parente mais próximo	Telefónico	Reformado
75	Mulher	Parente mais próximo	Verbal	Reformado
76	Filho	Parente mais próximo	Verbal	Diretor da prisão
77	Mulher	Parente mais próximo	Verbal	Desempregado

78	Colega de trabalho	Pessoa mais próxima	Verbal	Secretário
79	Colega de trabalho	Pessoa mais próxima	Verbal	Empresário
80	Ambulância	Adequado	Telefónico	Enfermeiro
81	Mulher	Parente mais próximo	Verbal	Representante da empresa
82	Colega de trabalho	Pessoa mais próxima	Verbal	Agente de mercado
83	Ninguém			Administritive Clark
84	Mulher	Parente mais próximo	Verbal	Batedor de painéis
85	Marido	Parente mais próximo	Verbal	Mulher doméstica
86	Amigo	Pessoa mais próxima	Verbal	Setor do turismo
87	Irmão	Parente mais próximo	Verbal	Programador informático
88	Empregador	Pessoa mais próxima	Verbal	Secretário
89	Mulher	Parente mais próximo	Verbal	Batedor de painéis
90	Ninguém			Faz-tudo
91	Filho	Parente mais próximo	Verbal	Reformado
92	Irmã	Parente mais próximo	Verbal	Reformado
93	Namorada	Pessoa mais próxima	Verbal	Desempregado
94	Pessoal do lar de idosos	Pessoa mais próxima	Verbal	Reformado
95	Mulher	Parente mais próximo	Verbal	Engenheiro mecânico
96	Filha	Parente mais próximo	Telefónico	Reformado
97	Ninguém			Desempregado
98	Mulher	Parente mais próximo	Verbal	Gestor de segurança
99	Empregador	Pessoa mais próxima	Verbal	Trabalhador doméstico
100	Mulher	Parente mais próximo	Verbal	Assistente de farmácia

Quadro 6 Tempo decorrido entre a chegada da ajuda e a chegada ao hospital, motivos dos atrasos e modo de transporte utilizado.

Doente	Tempo desde a chegada do socorro ao hospital (min)	Motivo do atraso	Modo de transporte
1	20		Carro particular com outro condutor
2	30		Carro particular com outro condutor
3	30		Carro particular com outro condutor
4	60	atrasos no trânsito	Carro particular com outro condutor
5	60		Carro particular com outro condutor
6	35		Ambulância
7	30		Carro particular com outro condutor
8	60	Tentei encontrar um hospital privado - não consegui	Carro particular com outro condutor
9	20		Carro particular com outro condutor
10	60	Visita ao médico de família	Carro particular com outro condutor
11	150	Visita ao médico de família	Carro particular com outro condutor
12	20		Carro particular com outro condutor
13	1560	Distância percorrida e desvio via clínica	Ambulância
14	25		Carro particular com outro condutor
15	125	Factores de risco	Carro particular com outro condutor
16	30		Carro particular com outro condutor
17	195	Foi ao médico de clínica geral, com um diagnóstico errado, e depois foi para casa.	Carro particular com outro condutor
18	25	Foi ao médico de clínica geral e depois chamou uma ambulância	Carro particular, outro motorista e ambulância
19	140	Foi ao médico de família e esperou pela ambulância	Automóvel privado com condutor e ambulância
20	45		Carro particular com outro condutor
21	30		Ambulância
22	30		Carro particular com outro condutor
23	30		Carro particular com outro condutor
24	120	Primeiro foi a uma clínica local	Carro particular com outro condutor

25	20		Ambulância
26	20		Carro particular com outro condutor
27	5		Scooter, com tração própria
28	15		Carro particular com outro condutor
29	150	Fui ao médico de família, mas não havia ninguém disponível durante 90 minutos	Carro particular com outro condutor
30	180	Foi ao médico de família	Automóvel privado, com condução própria
31	30		Táxi
32	30		Carro particular com outro condutor
33	15		Carro particular com outro condutor
34	150	Em pleno trânsito, o condutor de uma ambulância perdeu-se	Ambulância
35	20		Carro particular com outro condutor
36	30		Carro particular com outro condutor
37	30		Ambulância
38	60	Andei a pé, não tinha gasolina no carro e não tinha dinheiro	Andou
39	90	Longa distância	Ambulância
40	60	Primeiro foi à farmácia	Automóvel privado, com condução própria
41	5		Carro particular com outro condutor
42	15		Carro particular com outro condutor
43	55		Automóvel privado, com condução própria
44	40	Longa distância	Ambulância
45	120	Distância e atrasos das ambulâncias	Ambulância
46	30		Carro particular com outro condutor
47	30		Automóvel privado, com condução própria
48	45		Carro particular com outro condutor
49	60		Ambulância
50	60		Automóvel privado, com condução própria
51	10		Carro particular com outro condutor
52	30		Automóvel privado, com condução própria
53	20		Carro particular com outro condutor
54	140	Foi através da clínica	Carro particular com outro

			condutor
55	50		Carro particular com outro condutor
56	10		Carro particular com outro condutor
57	60		Carro particular com outro condutor
58	70		Automóvel privado, com condução própria
59	15		Carro particular com outro condutor
60	10		Ambulância
61	20		Automóvel privado, com condução própria
62	30		Ambulância
63	30		Táxi
64	20		Automóvel privado com condução própria
65	390	A ambulância queria levá-la para o Hospital George Mukhari. A doente recusou. Só mais tarde foi para o hospital.	Ambulância
66	60		Automóvel privado com condutor
67	55	Foi através do médico de família	Carro particular com outro condutor
68	15		Carro particular com outro condutor
69	10		Carro particular com outro condutor
70	60	Foi através do médico de família	Carro particular com outro condutor
71	15		Carro particular com outro condutor
72	60		Carro particular com outro condutor
73	70	Foi ao médico de família	Carro particular com outro condutor
74	3220	Foi ao médico de família e o diagnóstico não foi efectuado. Só foi para o hospital dois dias mais tarde, depois de um diagnóstico correto feito por outro médico de clínica geral.	Carro particular com outro condutor
75	30		Carro particular com outro condutor
76	20		Carro particular com outro condutor
77	20		Carro particular com outro condutor
78	40		Carro particular com outro condutor
79	90	Foi ao médico de família e esperou pela ambulância	Carro particular, outro motorista e ambulância
80	20	A ambulância perdeu-se	Ambulância
81	860	Fui a dois médicos de clínica geral. O primeiro médico fez	Carro particular com outro

		um diagnóstico errado. Foi para casa no intervalo.	condutor
82	20		Carro particular com outro condutor
83	15		Automóvel privado com condutor
84	25		Carro particular com outro condutor
85	90	Foi ao médico de família	Carro particular com outro condutor
86	10		Carro particular com outro condutor
87	160	Foi ao médico de família e depois foi para casa antes de vir para o hospital	Carro particular com outro condutor
88	10		Carro particular com outro condutor
89	20		Carro particular com outro condutor
90	10		Automóvel privado com condutor
91	20		Carro particular com outro condutor
92	20		Carro particular com outro condutor
93	40	Distância e tráfego	Carro particular com outro condutor
94	15		Ambulância
95	10080	Distância (conduzido do Botsuana). Fui a um especialista em Rustenburg e fiquei lá durante 5 dias	Carro particular com outro condutor
96	120	Foi ao médico de família que chamou uma ambulância	Carro particular, outro motorista e ambulância
97	480	Inicialmente, foi a pé até à clínica, o pessoal foi lento, a ambulância atrasou-se	Caminhada e ambulância
98	50		Carro particular com outro condutor
99	30		Carro particular com outro condutor
100	45	Atrasos no trânsito devido à chuva	Carro particular com outro condutor

Tabela 7 Hospitais de apresentação, tempo desde o hospital inicial até ao SBAH, adequação para terapia fibrinolítica e tempo até ao primeiro contacto médico.

Doente	Hospitais apresentadores	Tempo desde o hospital inicial até ao SBAH (mins)	Candidato a fibrinolítico no primeiro contacto médico	Tempo até ao primeiro contacto médico (mins)
1	TDH	860	N	1460
2	PWH	840	Y	480
3	SBAH	NA	Y	35
4	SBAH	NA	Y	210
5	SBAH	NA	Y	65
6	SBAH	NA	Y	150
7	Hospital Lenmed	240	Y	150
8	SBAH	NA	Y	120
9	PWH	2700	Y	260
10	SBAH	NA	Y	280
11	Hospital Rob-Ferreira	1 semana	Y	150
12	Hospital de Montana	360	Y	90
13	SABH	NA	N	1980
14	Hospital de Witbank	12 dias	Y	30
15	SBAH	NA	Y	395
16	TDH	290	Y	150
17	SBAH	NA	Y	60
18	SBAH	NA	Y	45
19	SBAH	NA	Y	90
20	SBAH	NA	Y	75
21	Hospital de Bronkhorstspruit	500	Y	210
22	SBAH	NA	Y	65
23	SBAH	NA	Y	390
24	Hospital Mamelodi	1370	Y	420
25	Clínica Akasia	435	Y	15
26	TDH	185	Y	30
27	Hospital de Bougainville	230	Y	10
28	Rob Ferreira	3 dias	Y	35
29	Hospital de Bronkhorstspruit	300	Y	240
30	Hospital de Tabazimbi	1440	Y	90
31	Hospital Rob-Ferreira	32 dias	Y	245
32	SBAH	NA	Y	240
33	TDH	855	N	1245
34	TDH	540	Y	90
35	SBAH	NA	Y	200
36	Hospital Wilgeheuwel	120	Y	420
37	Hospital de Kalafong	540	Y	120

38	Hospital de Delmas	19 dias	Y	60
39	Hospital de Mahlanga	12 dias	Y	180
40	Hospital de Montana	150	N	1200
41	Hospital do Leste de Pretória	360	Y	35
42	SBAH	NA	Y	20
43	SBAH	NA	Y	60
44	Hospital de Tembisa	1380	Y	160
45	Hospital Mamelodi	480	Y	360
46	Hospital Bethal	300	Y	180
47	Hospital de Ellisras	180	Y	30
48	SBAH	NA	Y	60
49	TDH	1440	Y	120
50	SBAH	NA	Y	120
51	Hospital Faerie Glen	285	Y	15
52	Hospital de Lydenburg	1400	Y	40
53	TDH	70	Y	150
54	Hospital de Middelburg	325	Y	155
55	SBAH	NA	Y	300
56	Clínica Akasia	90	Y	30
57	SBAH	NA	Y	300
58	SBAH	NA	N	2950
59	Hospital Mamelodi	840	Y	60
60	Hospital de Bronkhorstspruit	275	Y	55
61	Hospital de Montana	285	Y	600
62	TDH	195	Y	60
63	SBAH	NA	Y	120
64	TDH	720	Y	260
65	SBAH	NA	Y	170
66	TDH	150	N	780
67	SBAH	NA	Y	315
68	SBAH	NA	N	2475
69	Hospital de Standerton	650	Y	20
70	SBAH	NA	Y	115
71	SBAH	NA	Y	30
72	SBAH	NA	Y	360
73	SBAH	NA	Y	150
74	SBAH	NA	Y	20
75	Hospital Moot	720	Y	390
76	TDH	730	Y	25
77	Hospital Mamelodi	760	Y	20
78	SBAH	NA	Y	70
79	SBAH	NA	Y	45
80	SBAH		Y	50

81	SBAH	NA	Y	205
82	Hospital Eugene Marais	45	Y	105
83	Hospital Moot	120	Y	75
84	Mediclinic Potchefstroom	240	Y	30
85	TDH	590	N	930
86	TDH	60	Y	20
87	SBAH	NA	Y	50
88	LCM	245	Y	1340
89	PWH	570	Y	180
90	SBAH	NA	Y	15
91	TDH	380	Y	40
92	SBAH	NA	Y	25
93	SBAH	NA	Y	470
94	Hospital Zuid-Afrikaans	30	Y	660
95	SBAH	NA	N	10085
96	SBAH	NA	Y	165
97	Hospital de Kalafong	1320	Y	485
98	SBAH	NA	Y	530
99	LCM	155	Y	60
100	TDH	375	N	1250

TDH - Hospital Distrital de Tshwane, PWH - Hospital Ocidental de Pretória, SBAH - Hospital Académico Steve Biko, LCM - Hospital da Pequena Companhia de Maria, Y - Sim, N - Não.

Quadro 8 Tempo decorrido entre a chegada ao hospital e a avaliação pelo médico nos hospitais, excluindo o SBAH, razões para o atraso, administração de terapêutica fibrinolítica e razões para o atraso (se administrada tardiamente).

Doente	Tempo desde a chegada ao hospital até à avaliação pelo médico (min)	Motivo do atraso	Fibrinolítico administrado (S/N)	Motivo do atraso na administração de fibrinolíticos
1	60	Triagem inadequada	N	
2	15	Triagem inadequada	N	
3	NA			
4	NA			
5	NA			
6	NA			
7	5	NA	N	Sem fundos
8	NA			
9	45	Triagem inadequada	N	Diagnóstico falhado
10	NA			
11	210	Triagem inadequada	Y	
12	5		N	Sem fundos
13	30		N	Ondas Q no ECG (30 minutos para o hospital)
14	30	Abertura de ficheiro, triagem inadequada	N	Diagnóstico errado
15	NA			
16	230	Triagem inadequada, não ter sido visto por um médico	N	Não visto
17	NA			
18	NA			
19	NA			
20	NA			
21	5		N	Diagnóstico errado
22				
23	NA			
24	180	Triagem inadequada, hospital com falta de pessoal e de recursos.	N	Não administrado pelo médico, 420 mins
25	5		N	Sem assistência médica, diagnóstico errado (30 min)
26	NA	Não foi atendido, foi ao Hospital Unitas, sem assistência médica	N	Não foi visto inicialmente, sem assistência médica, chegou em 30 minutos
27	0		N	Não há assistência médica.
28	5		Y	Nenhum
29	5		N	Sem assistência médica
30	10		N	Cuidados médicos inadequados, 180 minutos
31	600	Triagem inadequada, hospital ocupado	N	Atrasado e mal diagnosticado

32	NA			
33	555	Triagem inadequada, hospital ocupado, sem camas disponíveis	N	Demasiado tarde
34	480	Triagem inadequada, hospital ocupado, sem camas disponíveis, exames desnecessários, depilação dos pêlos do peito	N	Tarde
35	NA			
36	5		N	Sem assistência médica
37	60	Triagem inadequada, hospital ocupado	N	Diagnóstico errado
38	300	Triagem inadequada, hospital ocupado	N	Mal diagnosticado, enviado casa, regressou 3 vezes, foi encaminhado da 3ª vez para Witbank e depois reservado para SBAH.
39	5		N	Mal diagnosticado, mandado para casa
40	10		N	Sem assistência médica
41	5		N	Inicialmente normal, 55 minutos depois STEMI, sem assistência médica
42	NA			
43	NA			
44	180	Triagem inadequada, hospital ocupado	N	Diagnóstico errado
45	180	Triagem inadequada, hospital ocupado	N	Decisões de gestão inadequadas, à espera de resultados
46	60	Triagem inadequada, hospital ocupado	N	Inadequado decisões de gestão
47	5		Y	
48	NA			
49	300	Triagem inadequada, hospital ocupado, sem camas disponíveis, exames desnecessários	N	Inadequado decisões de gestão
50	NA			
51	5		N	Sem assistência médica
52	30	Médico ocupado	N	Inadequado decisões de gestão
53	10		N	Inadequado decisões de gestão
54	70	Triagem inadequada, abertura de dossier	N	Inadequado decisões de gestão
55	NA			
56	5		N	Sem assistência médica
57	NA			
58	NA			
59	300	Triagem inadequada, hospital	N	Gestão inadequada, pessoal

		ocupado		lento
60	10		N	Não há ECG disponível
61	5		N	Sem assistência médica
62	20	Médico ocupado, à espera de exames inadequados, atraso no transporte em ambulância	N	Inadequado decisões de gestão
63	NA			
64	210	Triagem inadequada, número insuficiente de médicos de serviço	N	Diagnóstico incorreto, espera por exames inadequados, decisões de gestão inadequadas.
65	NA			
66	60	Triagem inadequada, abertura de dossier	N	Apresentação tardia
67	NA			
68	NA			
69	30	Triagem inadequada	N	Gestão inadequada, deixou o hospital para ir para Pretória
70	NA			
71	NA			
72	NA			
73	NA			
74	NA			
75	10		N	Sem assistência médica
76	120	Triagem inadequada, abertura de dossier, número insuficiente de médicos de serviço	N	Decisões de gestão inadequadas, à espera de resultados
77	85	Triagem inadequada, abertura de dossier, número insuficiente de médicos de serviço	N	Diagnóstico incorreto, decisões de gestão inadequadas, espera pelos resultados
78	NA			
79	NA			
80	NA			
81	NA			
82	5		N	Sem assistência médica
83	5		N	Sem assistência médica
84	5		Y	
85	150	Triagem inadequada, abertura de dossier, número insuficiente de médicos de serviço	N	Inadequado decisões de gestão, à espera de resultados
86	30	Abrir ficheiro	N	Inadequado decisões de gestão
87	NA			
88	5		N	Sem assistência médica
89	60	Triagem inadequada, abertura de dossier, número insuficiente de médicos de serviço	N	Diagnóstico incorreto, decisões de gestão inadequadas, espera pelos

				resultados
90	NA			
91	180	Triagem inadequada, abertura de dossier, número insuficiente de médicos de serviço	N	Decisões de gestão inadequadas, à espera de resultados
92	NA			
93	NA			
94	5		N	Diagnóstico errado, sem assistência médica
95	NA			
96	NA			
97	480	Triagem inadequada, abertura de dossier, número insuficiente de médicos de serviço	N	Demasiado tarde
98	NA			
99	5		N	Sem assistência médica
100	NA	Triagem incorrecta, não foi visto por um médico	N	Não consultado pelo médico

Y - Sim, N - Não.

Tabela 9 Nome do fibrinolítico utilizado, tempo decorrido entre o médico e o fibrinolítico, localização durante a administração do fibrinolítico, tempo decorrido entre a chegada ao hospital e a unidade de cuidados coronários (se disponível) e atraso total entre o início dos sintomas e a administração do fibrinolítico.

Doente	Que fibrinolítico	Tempo entre o médico e o fibrinolítico	Localização durante o tratamento fibrinolítico	Tempo até à UCC	Atraso total
1	Nenhum	NA	NA	NA	NA
2	Nenhum	NA	NA	NA	NA
3					
4					
5					
6					
7	NA	NA	NA	NA	NA
8					
9	NA	NA	NA	NA	NA
10					
11	Estreptoquinase	10	ER	NA	430
12	Nenhum	NA	NA	NA	NA
13	Nenhum	NA	NA	NA	NA
14	NA	NA	NA	NA	NA
15					
16	NA	NA	NA	NA	NA
17					
18					
19					
20					
21	NA	NA	NA	NA	NA
22					
23					
24	NA	NA	NA	NA	NA
25	NA	NA	NA	NA	NA
26	NA	NA	NA	NA	NA
27	NA	NA	NA	NA	NA
28	Estreptoquinase	20	UTI	25	45
29	NA	NA	NA	NA	NA
30	NA	NA	NA	NA	NA
31	NA	NA	NA	NA	NA
32					
33	NA	NA	NA	NA	NA
34	NA	NA	NA	NA	NA
35					

36	NA	NA	NA	NA	NA
37	NA	NA	NA	NA	NA
38	NA	NA	NA	NA	NA
39	NA	NA	NA	NA	NA
40	NA	NA	NA	NA	NA
41	NA	NA	NA	NA	NA
42					
43					
44	NA	NA	NA	NA	NA
45	NA	NA	NA	NA	NA
46	NA	NA	NA	NA	NA
47	Estreptoquinase	15	ER	NA	45
48					
49	NA	NA	NA	NA	NA
50					
51	NA	NA	NA	NA	NA
52	NA	NA	NA	NA	NA
53	NA	NA	NA	NA	NA
54	NA	NA	NA	NA	NA
55					
56	NA	NA	NA	NA	NA
57					
58					
59	NA	NA	NA	NA	NA
60	NA	NA	NA	NA	NA
61	NA	NA	NA	NA	NA
62	NA	NA	NA	NA	NA
63					
64	NA	NA	NA	NA	NA
65					
66	NA	NA	NA	NA	NA
67					
68					
69	NA	NA	NA	NA	NA
70					
71					
72					
73					
74					
75	NA	NA	NA	NA	NA
76	NA	NA	NA	NA	NA
77	NA	NA	NA	NA	NA
78					

79					
80					
81					
82	NA	NA	NA	NA	NA
83	NA	NA	NA	NA	NA
84	Alteplase	10	ER	NA	45
85	NA	NA	NA	NA	NA
86	NA	NA	NA	NA	NA
87					
88	NA	NA	NA	NA	NA
89	NA	NA	NA	NA	NA
90					
91	NA	NA	NA	NA	NA
92					
93					
94	NA	NA	NA	NA	NA
95					
96					
97	NA	NA	NA	NA	NA
98					
99	NA	NA	NA	NA	NA
100	NA	NA	NA	NA	NA

UCC - Unidade de cuidados coronários

Tabela 10 Tempo desde a chegada ao hospital até à avaliação pelo médico no hospital SBAH (se o doente não recebeu tratamento no primeiro hospital), razões para o atraso, administração de terapêutica fibrinolítica e razões para o atraso (se administrada tardiamente).

Doente	Tempo desde a chegada ao hospital até à avaliação pelo médico	Motivo do atraso	Fibrinolítico administrado (S/N)	Motivo do atraso na administração de fibrinolíticos
1	0	Nenhum	N	2880 minutos
2	NA	NA	N	1320 minutos
3	0	Nenhum	N	Decisão incorrecta (35 mins)
4	150	À espera da triagem	Y	NA
5	15	NA	N	Medo da lítica nesta idade (80 min)
6	0	NA	Y	NA
7	30	Cardiologista ocupado	Y	NA
8	0	NA	Y	NA
9	5		N	2960 minutos
10	30	À espera da triagem	Y	Médico das urgências à espera de enzimas, com receio de complicações, doente transferido para a UCI
11	NA	NA	NA	NA
12	5	NA	N	Atraso na chegada do primeiro hospital devido a factores do doente (450), EAMCST evoluído
13	5	NA	Y	Incorreto - Mais de 24 horas
14	NA	NA	N	12 dias de atraso
15	65	À espera da triagem	N	Diagnóstico incorrecto, exames desnecessários (335)
16	5		N	Diagnóstico errado (320 mins)
17	450	Exames inadequados, médicos lentos, atraso no encaminhamento para as urgências	N	Gestão incorrecta pelos médicos (210 minutos)
18	5		N	?
19	25	À espera da triagem	Y	À espera do cardiologista
20	45	À espera de enzimas cardíacas, à espera do ficheiro e do registo de cardiologia	Y	Gestão incorrecta pelos médicos (210 minutos)
21	20	Abrir ficheiro	Y	A aguardar o registo de cardiologia
22	150	Triagem inadequada, abertura de ficheiro, exames inadequados, atraso no registo de cardiologia	Y	Testes inadequados, a aguardar resultados
23	150	Atraso na triagem e espera pelo processo.	N	Atrasado. 510 minutos
24	5	NA	N	Apresentação tardia (1810 minutos), máquina de ECG não está a funcionar

25	210	Triagem inadequada, abertura de dossier, área de encaminhamento errada, ausência de camas na unidade de cuidados intensivos, o funcionário da unidade de cuidados intensivos esperou pelos resultados, esperou pelo técnico de cardiologia	N	Apresentação tardia (465 minutos de sintomas no hospital)
26	15	Pessoal lento	N	À espera de cardiologista, à espera de enzimas, diagnosticado erradamente como NSTEMI apesar de BCRE (215
				min)
27	20	abrir ficheiro	Y	Nenhum
28	NA			
29	20	Abrir ficheiro	Y	Transferência atrasada de Bronkhorstspruit devido à falta de ambulância e à lentidão do pessoal, transferido para a UCC
30	NA	NA	N	Transferência atrasada, sem ambulância disponível
31	NA			
32	120	Pessoal lento, triagem inadequada	N	NA
33	25	Abrir ficheiro	N	Demasiado tarde
34	20	abrir ficheiro	Y	Inapropriadamente administrado, demasiado tarde para o lítico e com ondas Q no ECG
35	445	Triagem inadequada, abertura do processo, testes inadequados, pessoal lento, decisões incorrectas.	Y	Espera por um técnico de cardiologia, lítico inadequado
36	5		N	Demasiado tarde, diagnóstico errado (1260 mins)
37	5		N	choque cardiogénico, 635 min
38	NA	NA	N	Demasiado tarde (19 dias)
39	NA	NA	N	Demasiado tarde (12 dias)
40	5		N	Demasiado tarde (19 horas)
41	30	Abrir ficheiro	N	Pequena cirurgia 2 semanas antes. O lítico ainda podia ter sido administrado aos 390 minutos.
42	15		N	Diagnóstico errado
43	30	Triagem lenta, Abrir ficheiro	N	Aguardar resultados de forma inadequada, esperar pelo serviço de cardiologia, diagnóstico errado
44	360	Triagem inadequada, abertura de dossier, exames inadequados, pessoal lento.	N	Demasiado tarde
45	5		Y	Lítico inadequado
46	30	Abrir ficheiro	Y	
47	NA	NA	NA	NA
48	15	Abrir ficheiro	Y	Diagnóstico inicial incorreto
49	5		N	Demasiado tarde (2340)
50	5		Y	Pessoal lento
51	5		Y	

52	10		N	Demasiado tarde (1440 mins)
53	20	Abrir ficheiro	Y	À espera de resultados, pessoal lento
54	10		Y	Pessoal lento
55	5		Y	Redução da tensão arterial em primeiro lugar
56	10		Y	Pessoal lento, esperei pelo cardiologista
57	5		Y	
58	20		N	Demasiado tarde (> 48 horas)
59	20		N	Demasiado tarde (1220)
60	15		N	Sem dor no peito, 345 minutos
61	10		N	Demasiado tarde (885 mins)
62	5		Y	
63	10		Y	Pessoal lento, esperei por exames desnecessários, esperei pelo cardiologista
64	20	Não foi avaliada atempadamente pelo responsável pela cardiologia.	Y	Tomada de decisões e execução lentas. Já é demasiado tarde para o fibrinolítico.
65	10		N	Não foi dado devido a um grande atraso de 540 minutos, embora ainda dentro do prazo de 12 horas.
66	5		Y	Inadequado devido à apresentação tardia.
67	20	Abrir ficheiro	N	Esperou pelo médico de cardiologia que estava a fazer a ronda, apesar de saber do doente. Também foi diagnosticado erradamente STEMI.
68	15		N	Demasiado tarde
69	10		N	Demasiado tarde, mas o doente deve estar dentro de 12 horas (600 minutos)
70	0		Y	
71	15		Y	
72	10		N	"Hipotenso" Decisão inadequada de não administrar lítico
73	5		Y	Fibrinolítico parcialmente administrado durante 15 minutos. Interrompido devido a
				hipertensão.
74	10		N	Demasiado tarde
75	25	Abrir ficheiro	N	Demasiado tarde, foi o primeiro a regressar a casa do hospital Moot (1110 minutos)
76	15		N	Demasiado tarde (755 mins)
77	20	Abrir ficheiro	N	Demasiado tarde (780 mins)
78	5		Y	Lentidão na tomada de decisões e na execução.
79	15		Y	Transferido pela primeira vez para a

				CCU
80	60	hospital ocupado e pessoal lento	Y	O pessoal demora a reagir e é transferido para a UCI
81	5		N	Demasiado tarde (1040 mins)
82	0		Y	
83	5		Y	Atraso na obtenção de medicamentos
84	NA		NA	NA
85	20	Abrir ficheiro	Y	Demasiado tarde, mas o lítico continua a ser administrado
86	10		N	Diagnóstico errado
87	5		Y	
88	5		N	Demasiado tarde (1585), esperou no LCM pelos resultados
89	5		N	Encaminhado para cirurgia cardiotorácica por pneumotórax de tensão, demasiado tarde para o diagnóstico (760 minutos)
90	5		Y	Espera pelo médico, falta de lítico na unidade de cuidados intensivos, pessoal lento
91	5		Y	Pessoal lento, sem lítico
92	360	Triagem inadequada, abertura de dossier, exames inadequados, pessoal lento.	N	Tratamento incorrecto por parte dos médicos
93	5		N	Diagnóstico errado
94	70	Pessoal lento	N	Atraso de 690 minutos, à espera de enzimas cardíacas, preocupado com a idade
95	25	Pessoal lento	N	Demasiado tarde
96	15		N	Diagnóstico errado
97	270	Já não é considerado urgente, abrir ficheiro	N	Demasiado tarde
98	5		Y	Inicialmente mal diagnosticado, a ICP não foi erradamente efectuada
99	5		N	Diagnóstico errado
100	5		N	Demasiado tarde (1625 mins)

Y - Sim, N - Não.

Tabela 11 Nome do fibrinolítico utilizado, tempo entre o médico e o fibrinolítico, localização durante a administração do fibrinolítico, tempo entre a chegada ao hospital e a unidade de cuidados coronários e atraso total entre o início dos sintomas e a administração do fibrinolítico.

Doente	Que fibrinolítico	Tempo desde o médico até ao fibrinolítico	Localização durante o tratamento fibrinolítico	Tempo até à UCC (mins)	Atraso total
1	NA	NA	NA	870	NA
2	NA	NA	NA	450	NA
3	Nenhum	NA	NA	720	NA
4	Estreptoquinase	90	ER	490	450
5	NA	NA	NA	420	NA
6	Estreptoquinase	60	ER	465	255
7	Estreptoquinase	30	ER	750	420
8	Estreptoquinase	15	ER	1200	135
9	Nenhum	NA	NA	960	NA
10	Estreptoquinase	195	CCU	225	555
11	NA	NA	NA	NA	NA
12	NA	NA	NA	300	NA
13	Estreptoquinase	120	CCU	15	2100
14	NA	NA	NA	NA	NA
15	NA	NA	NA	1285	NA
16	NA	NA	NA	NA (Sem camas)	380
17	NA	NA	NA	630	NA
18	NA	NA	NA	NA (Sem camas)	NA
19	Estreptoquinase	25	ER	1680	190
20	Alteplase	180	CCU	225	360
21	Estreptoquinase	75	ER	NA (Sem camas)	815
22	Estreptoquinase	315	ER	1620	510
23	NA	NA	NA	Sem camas	NA
24	NA	NA	NA	Sem camas	NA
25	NA	NA	NA	1470	NA
26	NA	NA	NA	1345	NA
27	Estreptoquinase	10	ER	420	270
28					
29	Estreptoquinase	75	CCU	90	715
30	NA	NA	NA	420	NA
31					
32	NA	NA	NA	360	NA
33	NA	NA	NA	1055	NA
34	Estreptoquinase	150	ER	1320	990
35	Estreptoquinase	205	ER	915	850

36	NA	NA	NA	Sem camas	NA
37	NA	NA	NA	130	NA
38	Nenhum	NA	NA	NA	NA
39	Nenhum	NA	NA	NA	NA
40	Nenhum	NA	NA	1050	NA
41	Nenhum	NA	NA	120	NA
42	Nenhum	NA	NA	Sem camas	NA
43	Nenhum	NA	NA	300	NA
44	Nenhum	NA	NA	590	NA
45	Estreptoquinase	NA	NA	160	1070
46	Estreptoquinase	30	ER	120	600
47	NA	NA	NA	20	NA
48	Estreptoquinase	285	ER	180	360
49	NA	NA	NA	Sem camas	NA
50	Estreptoquinase	55	ER	120	180
51	Estreptoquinase	25	ER	160	330
52	NA	NA	NA	Sem camas	NA
53	Estreptoquinase	110	ER	240	350
54	Estreptoquinase	30	ER	300	520
55	Estreptoquinase	180	ER	420	485
56	Alteplase	110	ER	480	240
57	Estreptoquinase	30	ER	120	335
58	NA	NA	ER	ala	NA
59	NA	NA	NA	330	NA
60	NA	NA	NA	135	NA
61	NA	NA	NA	1260	NA
62	Estreptoquinase	50	CCU	25	300
63	Estreptoquinase	140	ER	210	270
64	Estreptoquinase	290	ER	313	1260
65	NA	NA	NA	Sem camas	NA
66	Estreptoquinase	45	ER	30	980
67	NA	NA	NA	825	NA
68	NA	NA	NA	280	NA
69	NA	NA	NA	360	NA
70	Alteplase	30	CCU	10	195
71	Estreptoquinase	20	ER	Sem camas	65
72	NA	NA	NA	30	NA
73	Estreptoquinase	15	ER	290	230
74	NA	NA	NA	NA	NA
75	NA	NA	NA	360	NA
76	NA	NA	NA	300	NA
77	NA	NA	NA	900	NA
78	Estreptoquinase	55	ER	140	130

79	Estreptoquinase	25	CCU	15	160
80	Estreptoquinase	25	CCU	85	180
81	NA	NA	NA	40	NA
82	Estreptoquinase	20	ER	50	160
83	Alteplase	35	ER	150	240
84	NA	NA	NA	Sem camas	NA
85	Estreptoquinase	70	CCU	50	1650
86	NA	NA	NA	Sem camas	NA
87	Alteplase	15	ER	30	220
88	NA	NA	NA	300	NA
89	NA	NA	NA	40	NA
90	Estreptoquinase	60	ER	300	80
91	Estreptoquinase	25	ER	360	450
92	NA	NA	NA	2960	NA
93	NA	NA	NA	Sem camas	NA
94	NA	NA	NA	Sem camas	NA
95	NA	NA	NA	735	NA
96	NA	NA	NA	360	NA
97	NA	NA	NA	375	NA
98	Estreptoquinase	2560	CCU	2470	3095
99	NA	NA	NA	647	NA
100	NA	NA	NA	330	NA

UCC - Unidade de cuidados coronários

Agradecimentos

Gostaríamos de agradecer à Dra. Rita Sommers, ao Dr. Shiraz Ellimdin, ao Dr. Chris Mostert e ao Prof. James Ker (Snr) pelos seus valiosos conselhos e pela revisão do manuscrito. Além disso, agradecemos a ajuda prestada pela equipa da unidade de cuidados coronários do SBAH. Agradecemos também ao Dr. Duarte Gonçalves (PhD) pela sua ajuda com as estatísticas.

Referências

1. Falk E. Rutura de placa com estenose grave pré-existente precipitando trombose coronária: Caraterísticas das placas ateroscleróticas coronárias subjacentes a trombos oclusivos fatais. Br Heart J 1983;50:127-134.

2. Davies MJ, Thomas AC. Fissuração da placa - a causa do enfarte agudo do miocárdio, morte isquémica súbita e angina em crescendo. Br Heart J 1985;53:363-373.

3. DeWood MA, Stifter WF, Simpson CS, et al. Achados arteriográficos coronários logo após um enfarte do miocárdio sem onda Q. N Engl J Med 1986;315:417-423.

4. Antman EM, Anbe DT, Armstrong PW, et al. Diretrizes ACC/AHA para a gestão de pacientes com enfarte do miocárdio com elevação do segmento ST. Circulation 2004;110:588-636.

5. Rogers WJ, Canto JG, Lambrew CT, et al. Tendências temporais no tratamento de mais de 1,5 milhões de pacientes com enfarte do miocárdio nos EUA de 1990 a 1999: o Registo Nacional de Enfarte do Miocárdio 1, 2 e 3. JACC 2000;36:2056-2063.

6. Yusuf S, Hawken S, Ôunpuu S, et al. Effect of potentially modifiable risk factors associated with myocardial infarction in 52 countries (the INTERHEART study): case-control study. Lancet 2004;364:937-962.

7. Boersma E, Mercado N, Poldermans D, et al. Acute myocardial infarction. Lancet 2003;361:847-858.

8. Hedges JR, Feldman HA, Bittner V, et al, para o grupo de estudo REACT. Impact of community intervention to reduce patient delay time on use of reperfusion therapy for acute myocardial infarction: Rapid early action for coronary treatment trial. Acad Emerg Med 2000;7:862-872.

9. De Luca G, Suryapranata H, Zijlstra F, et al. Symptom-onset-to-baloon time and mortality in patients with acute myocardial infarction treated by primary angioplasty. JACC 2003;42:991-997.

10. De Luca G, Suryapranata H, Ottervanger JP, et al. Time delay to treatment and

mortality in primary angioplasty for acute myocardial infarction: every minute of delay counts. Circulation 2004;109:1223-1225.

11. Boersma E, Maas AC, Deckers JW, et al. Early thrombolytic treatment in acute myocardial infarction: reappraisal of the golden hour. Lancet 1996;348:771-775.

12. Grupo colaborativo de ensaios de terapia fibrinolítica (FTT). Indicações para terapia fibrinolítica na suspeita de enfarte agudo do miocárdio: Collaborative overview of early mortality and major morbidity results from all randomized trials of more than 1000 patients. Lancet 1994;343:311-322.

13. Grupo Italiano para o Estudo das Estreptocinas no Infarto do Miocárdio (GISSI). Eficácia do tratamento trombolítico intravenoso no enfarte agudo do miocárdio. Lancet 1986;1:397-402.

14. Rawles J. Quantification of the benefits of early thrombolytic therapy: 5 year results of the Grampian Early Antistreplase trial (GREAT). JACC 1997;30:1181-1186.

15. Weaver WD, Cerqueira M, Hallstrom AP, et al. Prehospital-initiated vs hospital initiated thrombolytic therapy: the myocardial infarction triage and intervention trial. JAMA 1993;270:1211-1216.

16. Zeymer U, Tebbe U, Essen R, et al. Influência do tempo de tratamento na patência precoce das artérias relacionadas com o enfarte após diferentes regimes trombolíticos. Am Heart J 1999;137:34-38.

17. Chareonthaitawee P, Gibbons RJ, Roberts RJ, et al. The impact of time to thrombolytic treatment on outcome in patients with acute myocardial infarction. Heart 2000;84:142-148.

18. Grupo de Colaboração ISIS-2 (Segundo Estudo Internacional de Sobrevivência ao Enfarte). Ensaio aleatório de estreptoquinase intravenosa, aspirina oral, ambos ou nenhum dos dois em 17 187 casos de suspeita de enfarte agudo do miocárdio: ISIS-2. Lancet 1988;332:349-360.

19. Grupo de estudo do ensaio AIMS. Long-term effects of intravenous anistreplase in acute myocardial infarction: final report of the AIMS study. Lancet 1990;335:427-431.

20. Grupo de Estudo LATE. Late Assessment of Thrombolytic Efficacy (LATE) study with alteplase 6-24 hours after onset of acute myocardial infarction. Lancet 1993;342:759-766.

21. Brophy JM, Bogaty P. Primary angioplasty and thrombolysis both reasonable options in acute myocardial infarction. Ann Intern Med. 2004;141:292-297.

22. Grupo do Projeto Europeu de Infarto do Miocárdio (EMIP). Prehospital Thrombolytic Therapy in Patients with Suspected Acute Myocardial Infarction (Terapia trombolítica pré-hospitalar em pacientes com suspeita de enfarte agudo do miocárdio). N Engl J Med 1993;329:383-389.

23. Morrison LJ, Verbeek PR, McDonald AC, et al. Mortalidade e trombólise pré-hospitalar no enfarte agudo do miocárdio: A Meta-analysis. JAMA 2000;283:2686-2692.

24. Bjorklund E, Stenestrand U, Lindback J, et al. A trombólise pré-hospitalar administrada por paramédicos está associada a uma redução do tempo de espera e da mortalidade em doentes reais transportados em ambulância com enfarte do miocárdio com elevação do segmento ST. Eur Heart J 2006;27:1146-52.

25. Castle N, Naidoo R, Owen R. Initiation of pre-hospital thrombolysis in South Africa (Início da trombólise pré-hospitalar na África do Sul). SAMJ 2006;96:28-31.

26. Brodie BR, Stuckey TD, Wall TC, et al. Importância do tempo de reperfusão para a sobrevivência a 30 dias e tardia e para a recuperação da função ventricular esquerda após angioplastia primária para enfarte agudo do miocárdio. JACC 1998;32:1312- 1319.

27. Brodie BR, Stuckey TD, Wall TC, et al. Importância do tempo de reperfusão nos resultados da angioplastia coronária primária para o enfarte agudo do miocárdio (resultados do Stent Primary Angioplasty in Myocardial Infarction Trial). Am J Cardiol 2001;88:1085-1090.

28. Williams DO. Tratamento atrasado é tratamento negado. Circulation 2004;109:1806-1808.

29. Nallamothou et al. Tempos de tratamento em pacientes transferidos submetidos a intervenção coronária percutânea primária nos Estados Unidos. National registry

of myocardial infarction (NRMI) - 3/4 analysis. Circulation 2005;111:761-767.

30. Morrow DA, Antman EM, Charlesworth A, et al. TIMI risk score for ST- elevation myocardial infarction: Uma pontuação clínica conveniente, à beira do leito, para avaliação do risco na apresentação: An intravenous nPA for treatment of infarcted myocardium early II trial substudy. Circulation 2000;102:2031-2037.

31. Halkin A, Singh M, Nikolsky E, et al. Stone GW Prediction of mortality after primary percutaneous coronary intervention for acute myocardial infarction: the CADILLAC risk score. JACC. 2005;45:1397-1405.

32. Brass LM, Lichtman JH, Wang Y, et al. Hemorragia intracraniana associada à terapêutica trombolítica em doentes idosos com enfarte agudo do miocárdio: resultados do Cooperative Cardiovascular Project. Stroke 2000;31:1802.

33. Investigadores do GUSTO (Global use of strategies to open occluded coronary arteries). An International Randomized Trial Comparing Four Thrombolytic Strategies for Acute Myocardial Infarction. N Engl J Med 1993; 329:673-682.

34. Investigadores do Global Use of Strategies to Open Occluded Coronary Arteries (GUSTO III). A comparison of reteplase with alteplase for acute myocardial infarction. N Engl J Med 1997;337:1118-1123.

35. Avaliação da Segurança e Eficácia de um Novo Trombolítico (ASSENT- 2) Investigadores. Single-bolus tenecteplase compared with front-loaded alteplase in acute myocardial infarction: the ASSENT-2 double-blind randomised trial. Lancet 1999;354:716-722.

36. Investigadores do InTIME-II. NPA intravenoso para o tratamento precoce do enfarte do miocárdio: InTIME-II, a double-blind comparison of single-bolus lanoteplase vs accelerated alteplase for the treatment of patients with acute myocardial infarction. Eur Heart J 2000;21:2005-2013.

37. Silber S, Albertsson P, Aviles FF, et al. Diretrizes para intervenções coronárias percutâneas. A Task Force para Intervenções Coronárias Percutâneas da Sociedade Europeia de Cardiologia. Eur Heart J 2005;26:804.

38. White HD. Systems of care: need for hub-and-spoke systems for both primary and systematic percutaneous coronary intervention after fibrinolysis. Circulation

2008;118:219.

39. Danchin N, Coste P, Ferrieres J, et al. Comparação entre trombólise seguida de intervenção coronária percutânea alargada e intervenção coronária percutânea primária para enfarte agudo do miocárdio com elevação do segmento ST: dados do registo francês de enfarte agudo do miocárdio com elevação do segmento ST (FAST-MI). Circulation 2008;118:268.

40. Birkhead JS. Tendências na prestação de tratamento trombolítico entre 1993 e 1997. Grupo de Auditoria do Infarto do Miocárdio. Heart 1999;82:438-442.

41. Doyle F, De La Harpe D, McGee H, et al. Nine-year comparison of presentation and management of acute coronary syndromes in Ireland: a national cross-sectional survey. BMC Cardiovasc Disord 2005;5:5.

42. Davies C, Christenson J, Campbell A, et al. Fibrinolytic therapy in acute myocardial infarction: time to treatment in Canada. Can J Cardiol 2004;20:801-805.

43. Hirvonen TP, Halinen MO, Kala RA, et al. Atrasos na terapia trombolítica para enfarte agudo do miocárdio na Finlândia. Resultados de um estudo nacional sobre atrasos na terapêutica trombolítica. Grupo de Estudo de Trombólise dos Hospitais Finlandeses. Eur Heart J 1998;19:885-92.

44. Gibson CM, Pride YB, Frederick PD, et al. Tendências nas estratégias de reperfusão, tempos porta-agulha e porta-balão e mortalidade intra-hospitalar entre pacientes com enfarte do miocárdio com elevação do segmento ST inscritos no Registo Nacional de Enfarte do Miocárdio de 1990 a 2006. Am Heart J 2008;156:1035-44.

45. Eagle KA, Nallamothu BK, Mehta RH, et al. Trends in acute reperfusion therapy for ST-segment elevation myocardial infarction from 1999 to 2006: we are getting better but we have a long way to go. Eur Heart J 2008;29:609-617.

46. McGinn AP, Rosamond WD, Goff DC, et al. Trends in prehospital delay and use of emergency medical services for acute myocardial infarction: experience in 4 US communities from 1987-2000. Am Heart J 2005;150:392.

47. Gurwitz, JH, McLaughlin, TJ, Willison, DJ, et al. Atraso na apresentação hospitalar em pacientes que sofreram enfarte agudo do miocárdio. Ann Intern Med

1997;126:593.

48. Eagle KA, Goodman SG, Avezum A, et al. Practice variation and missed opportunities for reperfusion in ST-segment-elevation myocardial infarction: findings from the Global Registry of Acute Coronary Events (GRACE). Lancet 2002;359:373.

49. Thygesen K, Alpert JS, White HD, et al. Definição Universal de Infarto do Miocárdio. Circulation 2007;116:2634-2653.

50. O'Gara PT, Kushner FG, Ascheim DD, et al. 2013 ACCF/AHA Guideline for the Management of ST-Elevation Myocardial Infarction. Circulation 2013;127:e362-e425.

51. Naidoo R. 2014. Terapia trombolítica para infarto agudo do miocárdio por profissionais de atendimento de emergência. Dissertação de Mestrado, Universidade de Witwatersrand.

http://wiredspace.wits.ac.za/bitstream/handle/10539/17419/250714%20Raven%20Naidoo%20Dissertation.pdf?sequence=1 (Acedido em 06/03/2016).

52. Maharaj RC, Geduld H; Wallis LA. Tempo porta-agulha para a administração de fibrinolíticos no enfarte agudo do miocárdio na Cidade do Cabo. SAMJ 2012;102:241-244.

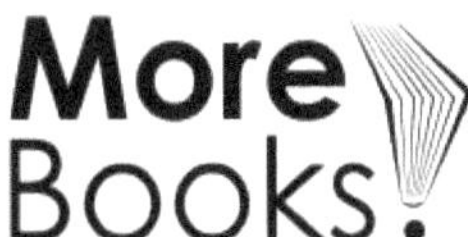

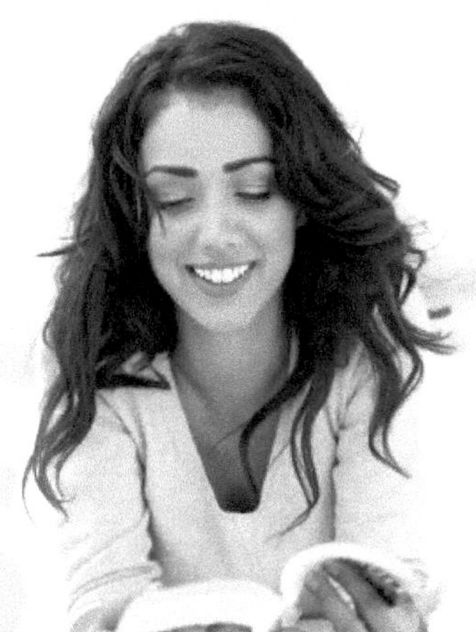

I want morebooks!

Buy your books fast and straightforward online - at one of world's fastest growing online book stores! Environmentally sound due to Print-on-Demand technologies.

Buy your books online at
www.morebooks.shop

Compre os seus livros mais rápido e diretamente na internet, em uma das livrarias on-line com o maior crescimento no mundo! Produção que protege o meio ambiente através das tecnologias de impressão sob demanda.

Compre os seus livros on-line em
www.morebooks.shop

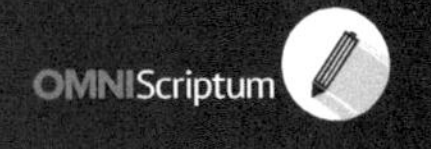

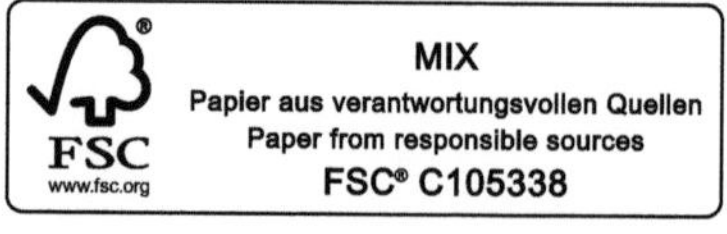

Printed by Books on Demand GmbH, Norderstedt / Germany